# DIAGNOSTIC PRÉCOCE

## DE LA

# TUBERCULOSE PULMONAIRE

EN PARTICULIER

## CHEZ LES CHLOROTIQUES

PAR

## Le Docteur G.-Ernest PAPILLON

ANCIEN INTERNE DES HOPITAUX DE PARIS

DEUXIÈME TIRAGE

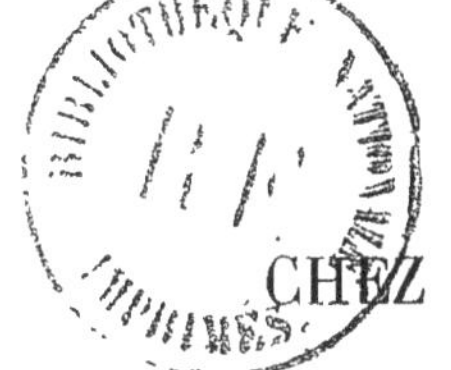



## PARIS

### ASSELIN ET HOUZEAU

LIBRAIRES DE LA FACULTE DE MÉDECINE

PLACE DE L'ÉCOLE-DE-MÉDECINE

**Mars 1898**

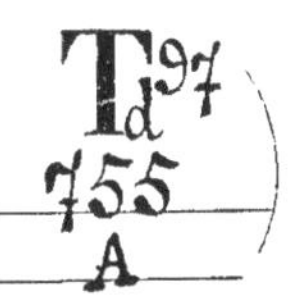

# DIAGNOSTIC PRÉCOCE

## DE LA TUBERCULOSE PULMONAIRE

### EN PARTICULIER

### CHEZ LES CHLOROTIQUES

# DU MÊME AUTEUR


Pleuropneumonie érysipélateuse sans érysipèle externe. *Presse Médicale*, 1895.

Recherches sur le traitement du goitre par l'ingestion de corps thyroïde (Compte rendu des travaux du professeur Bruns à la clinique chirurgicale de Tubingue). *Presse Médicale*, 1895.

De l'excrétion de l'acide urique chez l'homme sain sous l'influence des différents régimes alimentaires (Analyse des travaux de Dapper, de Vienne). *Archives d'Hydrologie*, février 1895.

Les Eaux de Carlsbad et leurs actions diverses sur l'intestin (Compte rendu des travaux de Pollatschek). *Archives d'Hydrologie*, mars 1895.

La Nutrition dans les états fébriles (d'après les travaux de R. May). *Archives d'Hydrologie*, mars 1895.

Influence exercée sur le diabète sucré par les eaux de Carlsbad (Compte rendu des travaux de Seegen). *Archives d'Hydrologie*, mai 1895.

Insuffisance mitrale traumatique. Observ. in *Thèse de Dreyfus*, 1895.

Épanchement pleural à bascule (en collaboration avec P. Teissier). *Archives générales de Médecine,* mai 1896.

Maladie de Basedow survenue brusquement chez deux sœurs à la suite d'une chute de bicyclette. Observ. in *Thèse de Mayzèle*, 1897.

Souffle diastolique cardio-pulmonaire simulant une insuffisance aortique chez une enfant. Observ. in *Thèse de Magdelaine*, 1897.

Note sur un cas rare de dermatoneurose consécutive à l'ingestion d'antipyrine. *Echo médical du Nord*, 7 mars 1897.

Anomalie de la grande valve de l'orifice mitral (en collaboration avec Suchard). *Bulletins de la Société anatomique*, 25 juin 1897.

Étude clinique sur la pathogénie du rhumatisme articulaire aigu. Mémoire présenté au concours des prix de l'Internat, 1897.

Diagnostic précoce de la tuberculose pulmonaire en particulier chez les chlorotiques. (*Thèse de doctorat.* Paris, décembre 1897.)

# DIAGNOSTIC PRÉCOCE

DE LA

# TUBERCULOSE PULMONAIRE

EN PARTICULIER

## CHEZ LES CHLOROTIQUES

PAR

## Le Docteur G.-Ernest PAPILLON

ANCIEN INTERNE DES HOPITAUX DE PARIS

DEUXIÈME TIRAGE

## PARIS

### ASSELIN ET HOUZEAU

LIBRAIRES DE LA FACULTÉ DE MÉDECINE

·PLACE DE L'ÉCOLE-DE-MÉDECINE

**Mars 1898**

# INTRODUCTION

La tuberculose pulmonaire peut débuter sous des formes multiples et bien différentes de la forme commune. Dans nombre de cas, en l'absence d'une partie des signes classiques (toux tenace, dyspnée, fièvre, amaigrissement, hémoptysies, etc.), l'état général du malade éveille les soupçons du médecin, — quelquefois les craintes du malade lui-même — et la tuberculose dépistée sera diagnostiquée avant l'apparition des signes stéthoscopiques.

Prenons comme exemple une circonstance où la promptitude du diagnostic est exigée... à l'excès, et où cependant l'importance de ce diagnostic est peut-être encore moindre pour le sujet suspect que pour la prophylaxie sanitaire de l'armée : nous voulons parler des conseils de revision Nous lisons en effet dans l'*Instruction sur l'aptitude physique au service militaire*, qui serait mieux dénommée « de l'inaptitude au service militaire (1) », puisque l'aptitude n'est définie que par l'élimination de 251 cas pathologiques :

« La tuberculose pulmonaire n'est pas toujours facile à reconnaître à son début, et fréquemment les signes fournis par la percussion et l'auscultation peuvent être douteux; mais assez souvent *l'habitus externe* permet, jusqu'à un certain point, d'affirmer la prédisposition à la tuberculose...

(1) Grandjux, *Revue de la tuberculose*, juillet 1896.

L'exemption doit être prononcée toutes les fois qu'il y a *imminence* de tuberculisation pulmonaire, et la réforme est urgente, même lorsque la maladie est à son début. »

Nous reviendrons dans un chapitre ultérieur sur cet *habitus externe*, et en particulier sur les déformations ou malformations thoraciques qui souvent accompagnent et décèlent l'imminence ou le début de la tuberculose.

Le document militaire dont nous reproduisons plus haut un extrait a été rédigé par des hommes compétents ; nos médecins militaires sont, de par leurs observations journalières, très convaincus de la haute importance qu'il y a, dans l'intérêt de l'armée, à éliminer tout homme suspect de tuberculose. Dans son rapport à l'Académie du 31 mars 1896, le médecin-inspecteur Kelsch a rappelé les précautions rigoureuses prises dans les corps de troupes :

« Les tuberculeux sont éliminés des rangs de l'armée au premier soupçon de leur affection, et leurs effets d'habillement et de literie soumis à la vapeur sous pression… (1) », etc.

Eh bien, malgré toutes ces précautions et toute la vigilante attention des médecins militaires, la tuberculose dans l'armée ne diminue pas : ainsi les pertes d'effectif dues à la tuberculose furent en 1888 de 5,48 pour 1000 hommes dont 1,18 par décès et 4,30 par réforme ; en 1892, la perte fut de 7,59, et en 1893, de 7,27 p. 1000.

La proportion serait encore plus considérable pour les armées allemande, autrichienne, espagnole et russe.

Ces chiffres montrent, par cette grosse proportion de tuberculeux chez des sujets de choix, combien le diagnostic précoce de la tuberculose est difficile et combien il importerait de pouvoir l'établir, dans l'intérêt du conscrit, que des soins

(1) Il est à espérer que la désinfection dans les établissements militaires est pratiquée avec plus de soins… et d'efficacité que celle dont, plusieurs fois, nous avons vu les résultats dans certains établissements hospitaliers de Paris, où matelas et oreillers reviennent de l'étuve peuplés de punaises ; et les punaises n'ont point la résistance du bacille de la tuberculose.

pourraient sauver, et dans l'intérêt de l'armée qui ne dépenserait pas stérilement de l'argent à instruire une n on-valeur.

Difficile chez le conscrit, c'est-à-dire chez le jeune homme de dix-huit à vingt-deux ans, le diagnostic précoce de la tuberculose le devient bien davantage encore chez la jeune fille et particulièrement chez les jeunes filles habitant les villes. Dans les agglomérations urbaines, les habitudes hygiéniques sont assurément différentes selon les situations ; oisiveté ou surmenage, mais partout air confiné. A l'âge des études, la jeunesse s'entasse dans des écoles où l'espace manque : plus tard les favorisées de la fortune s'étiolent dans l'atmosphère peu salubre — nous dirons même malsaine — des salons. Et les autres? eh bien, elles appauvrissent leur santé dans la vie renfermée de l'atelier. Partout donc nous rencontrons des conditions favorables au développement, *soit de la tuberculose, soit de la chlorose*, ou au moins des chloro-anémies.

Chez un jeune homme, élimination faite du palu disme, du rhumatisme, des intoxications professionnelles, rares à cet âge (saturnisme), de l'anémie du début de la syphilis ou d'un excès de travail, une chloro-anémie inexpliquée doit faire soupçonner la tuberculose, et il y a lieu de se comporter en conséquence.

Chez la jeune fille, par contre, la chlorose et les chloro-anémies sont extrêmement fréquentes, et l'évolution même de la chlorose varie suivant son étiologie : on l'a vue apparaître brusquement, en quelques heures, à la suite d'une impression violente, physique et morale à la fois (grande frayeur, chute à l'eau [observation de M. Potain], etc.), ou simplement morale ( « febris amatoria » des anciens) éprouvée pendant la période menstruelle.

On la voit très souvent apparaître à la puberté, lentement, insidieusement.

Il y a enfin des chloroses congénitales (« aplasie artérielle » de Virchow).

Ni le mode ni l'époque de l'apparition des phénomènes chloro-anémiques ne permettent donc de différencier une chlorose vraie de ces « fausses chloroses » de Trousseau, dont déjà en 1838, par conséquent bien avant Trousseau, Aswhell avait pu écrire dans la *Gazette médicale* :

« C'est une question de la plus haute importance que de savoir si la phtisie est une conséquence de la chlorose et de l'aménorrhée, ou bien si ces dernières ne sont qu'un symptôme de la première affection ou du moins de la disposition préalable de l'organisme à la phtisie. »

Premier symptôme, ou symptôme de prédisposition ? Tel est en effet le problème.

Pendant les trois années où nous avons été, à différents titres, l'élève de M. le professeur Potain, nous avons eu l'occasion de voir, et de *revoir à de longs intervalles*, soit dans les salles, soit à la consultation, un nombre considérable de chloro-anémies, les unes franches, les autres symptomatiques ou simplement suspectes.

Ces chloro-anémiques avaient alors été considérées, les unes comme chlorotiques vraies, d'autres comme chlorotiques suspectes, d'autres enfin comme tuberculeuses au début.

Les unes, ou sont guéries complètement, ou bien sont encore des chlorotiques ou des chloro-anémiques vraies ; d'autres sont devenues tuberculeuses après plusieurs mois, ou même quelques années (plus de deux ans dans les deux cas dont nous relatons plus loin l'observation).

Ce sont ces chloro-anémiques devenues tuberculeuses qui feront le sujet de cette thèse.

Y a-t-il des signes nets qui puissent permettre d'affirmer qu'une chlorotique ou chloro-anémique donnée soit en imminence ou au début de tuberculose, et ce *avant l'apparition des signes stéthoscopiques classiques*, et, à plus forte raison, avant l'apparition des bacilles de Koch dans l'expectoration ; car nous ne pouvons admettre qu'à cette *période bactériologique*, la maladie puisse encore être considérée comme « au début », la tuberculose étant déjà en évolution ?

Nous estimons que le diagnostic *précoce* est celui qui est fait avant l'apparition de tout signe stéthoscopique, — et ce diagnostic peut et doit être fait chez les chlorotiques ou chloro-anémiques.

Il y a des chloro-anémies symptomatiques de la tuberculisation.

Il y a aussi des chlorotiques vraies en apparence et qui sont au début d'une tuberculose encore latente.

Nous allons nous efforcer de le démontrer, après avoir fait un historique très bref de l'état actuel de la question.

# STÉTHOSCOPIE

DE LA

# TUBERCULOSE PULMONAIRE AU DÉBUT

D'APRÈS LES AUTEURS CLASSIQUES

Quand on veut étudier l'état actuel de la science, au point de vue de la stéthoscopie de la tuberculose pulmonaire au début, il est un nom qui vient aussitôt sous la plume : celui du professeur Grancher.

Dans son livre : *Maladies de l'appareil respiratoire*, il a montré combien était incomplète la division, classique jusqu'alors, de la phtisie pulmonaire en trois périodes, et qu'il fallait certainement admettre et étudier une période antérieure à la première période classique, une période de « germination ».

Dès 1810, Bayle avait proposé d'admettre cette période de « phtisie occulte ou en germe ». Mais à l'époque de Bayle, l'auscultation était inconnue et cette période préparatoire ne se pouvait diagnostiquer ; l'anatomo-pathologie elle-même n'était pas constituée.

Laënnec, partant des travaux de Bayle, au point de vue anatomique unifia la phtisie.

Il faut arriver jusqu'à Andral et aux notes dont il enrichit l'édition de Laënnec dè 1837 pour trouver, dans la littérature médicale, une première ébauche d'observation des modifications des bruits respiratoires normaux. Andral pressentit l'importance de la rudesse de l'inspiration (« qui a perdu de son moelleux et de sa douceur accoutumées ») et de la prolongation avec rudesse de l'expiration (« ressemblant à une espèce de souffle et masquant presque entièrement le bruit qui le précède »).

Louis (1) connut l'expiration prolongée, mais pour lui elle n'avait de valeur qu'associée au craquement.

En somme, il faut arriver aux travaux de M. Grancher pour trouver une étude clinique d'une période de début distincte de l'ancienne « première période » des classiques avant et après Bayle.

M. Grancher a étudié cette période dans deux des formes principales de la tuberculose : dans la forme pleuro-pulmonaire et dans la forme commune, localisée au sommet du poumon et qui constitue la grande majorité des cas.

Dans la forme pleuro-pulmonaire, il indique le moyen sûr de reconnaître l'état du poumon derrière l'épanchement pleural et il oppose le célèbre schéma II (son +, vibrations +, respiration —) du poumon tuberculeux au schéma 1 (son +, vibration +, respiration +) du poumon sain.

Dans la forme commune, il donne des règles stéthoscopiques des plus précises :

« La première période est caractérisée simplement par une inspiration rude et basse, et c'est tout. Cette rudesse inspiratoire remplace le ton normal du murmure respiratoire, semblable au bruit doux et moelleux des feuilles dans une forêt; j'accepte volontiers cette comparaison due à M. Potain. Cette rudesse suffit à faire porter le diagnostic (2). »

Dans de nombreuses leçons cliniques ultérieures,

(1) Louis, Recherches sur la phtisie, 1843.
(2) GRANCHER, *Bulletin médical*, 1892, p. 648.

M. Grancher revint et insista sur ces signes stéthoscopiques, qui consistent uniquement dans des modifications de la respiration normale :

Modification de timbre, rudesse inspiratoire, abaissement de la *tonalité* de l'expiration, qui se rapproche ainsi de celle de l'inspiration ;

Modification de rythme : l'expiration s'allonge et devient aussi longue et même plus longue que l'inspiration, c'est-à-dire que l'expiration (qui même à l'état normal est, en temps que mouvement physiologique mesuré chronométriquement, plus longue que l'inspiration) est bruyante, non plus seulement à son début (comme à l'état normal, où la période où elle est bruyante est plus courte que la durée totale de l'inspiration), mais pendant une partie assez longue de sa durée réelle.

Mais cette prolongation de la partie perceptible de l'expiration n'est-elle pas due à des lésions déjà existantes à l'entrée des alvéoles ou des lobules, lésions déjà assez prononcées pour rétrécir le calibre du conduit aérifère ? A cette période, le malade est donc déjà nettement tuberculeux; *il a dépassé la période de germination.*

Cette objection au signe de l' « expiration prolongée » est fondée et M. Grancher l'a faite dans une série de leçons cliniques à l'hôpital des Enfants en 1895 (1).

C'est ainsi qu'il reproche à M. Dubief d'avoir, dans son intéressant article du *Manuel de médecine* (Debove et Achard), classé « la submatité et l'augmentation du frémitus vocal » dans les signes de début.

Même reproche au *Traité d'auscultation* de Barth et Roger, qui considèrent comme signes de début les signes de l'induration pulmonaire.

Même reproche au *Manuel*, le livre classique par excel-

---

(1) GRANCHER, *Journal de clinique et de thérapeutique infantiles*, 27 juin et 4 juillet 1895, et *Bulletin médical*, 10 juillet 1895.

-lence, du professeur Dieulafoy : « On examine l'expectoration et on y découvre le bacille spécifique de la tuberculose. »

*Le diagnostic bactériologique n'est point un diagnostic précoce.* Nous dirons plus : la présence de quelques rares bacilles dans l'expectoration n'est pas toujours suffisante pour affirmer le diagnostic ; en particulier, chez un sujet ayant séjourné plus ou moins longtemps dans une atmosphère bacillifère, comme celle d'une salle d'hôpital par exemple, les voies respiratoires supérieures (nez, bouche et pharynx) contiennent le plus souvent nombre de bacilles, déposés là avec les poussières de l'air ; mais l'air inspiré peut apporter des bacilles non seulement dans les cavités nasales, mais aussi dans les bronches, et en charger les crachats. Le diagnostic bactériologique n'est caractéristique que quand le crachat fourmille de bacilles ; mais alors, à cette époque, le diagnostic clinique s'impose déjà depuis longtemps ; et si l'examen bactériologique peut rendre des services, c'est pour différencier l'affection tuberculeuse d'une autre affection ulcérative ou destructive du poumon (cancer, etc.) : il n'est plus alors question de diagnostic *précoce*.

Nous pourrions faire les mêmes reproches à d'autres auteurs et des plus réputés. Ne lisons-nous pas avec surprise dans une leçon récente de Hanot que « les deux indices révélateurs les plus précoces sont la diminution et la rudesse du murmure vésiculaire sous la clavicule, et la présence dans les crachats du bacille de Koch » !

M. Landouzy avait déjà observé et judicieusement formulé : « L'inspiration rude et basse est le véritable indice dénonciateur de la tuberculose à ses débuts (1). »

Quand la netteté des signes de début lui paraît insuffisante, M. Landouzy indique un moyen de les rendre beaucoup plus nets : ce procédé consiste à provoquer artifi-

(1) LANDOUZY, Congrès de la tuberculose, 1888.

ciellement une congestion du sommet suspect. Il a remarqué en effet qu'une dose faible (1 gramme) d'iodure de potassium suffit à produire cette poussée congestive. Nous ne savons si M. Landouzy n'a pas, de lui-même, renoncé à cette méthode qu'il avait proposée ; mais nous croyons pouvoir y faire les deux objections suivantes :

1° Est-il certain que cette poussée congestive artificielle ne sera pas des plus préjudiciables au sujet en donnant chez lui un « coup de fouet » à l'invasion tuberculeuse : nous croyons savoir que les tuberculeux supportent l'iodure de potassium presque aussi mal que les cancéreux ;

2° La même réaction congestive, que M. Landouzy paraît considérer comme pathognomonique, nous l'avons observée plusieurs fois chez des neuro-arthritiques ayant des tendances aux congestions arthritiques du sommet.

Nous croyons donc qu'il y a quelque raison de renoncer au « réactif » de M. Landouzy.

Nous venons de mentionner les congestions arthritiques du sommet.

Il faut tout d'abord éliminer une cause d'erreur fréquente à l'auscultation du sommet chez les arthritiques :

M. François Franck d'une part, M. Fredet (de Royat) d'autre part, et beaucoup d'autres observateurs depuis, ont signalé les *bruits de froissement musculaire* qui sont fréquents chez les arthritiques ; dans les muscles de l'épaule, ces bruits peuvent être pris pour des bruits pleuraux ou pulmonaires. Ajoutons-y une cause d'erreur analogue, quant à la percussion ; on observe fréquemment une différence de volume entre les muscles sus-épineux des deux côtés du corps, d'où différence à la percussion.

Il y a donc lieu de songer à ces causes d'erreur quand on aura à examiner une neuro-arthritique suspecte de tuberculose au début : l'inspection et la palpation feront facilement reconnaître les différences de volume des masses musculaires de l'épaule. Quant aux bruits de froissement, on reconnaîtra bien facilement leur origine musculaire à ce fait qu'ils se produisent quand on fait exécuter au sujet des mouvements de l'épaule.

Enfin, les neuro-arthritiques peuvent présenter des congestions pulmonaires passagères.

Il y a longtemps que M. Potain a attiré l'attention sur l'apparition possible, chez des femmes neuro-arthritiques, de congestions pulmonaires — habituellement pleuro-pulmonaires — survenant le plus souvent à l'époque menstruelle, et presque toujours dans le poumon du même côté qu'un ovaire ou une trompe plus ou moins malades. Ces faits sont classiques actuellement, du moins pour ce qui est des congestions pleuro-pulmonaires de la base. Plus rarement ces congestions arthritiques peuvent se faire *au sommet* du poumon, et l'on conçoit alors quelles peuvent être les difficultés du diagnostic. Cette année même, nous avons eu l'occasion d'en observer trois cas dans le service de M. Potain ; en voici les observations très résumées ;

### Observation I (Personnelle).

Lem. (Caroline), *22 ans, lingère, traitée dans le service en 1896 et en 1897.*

Pas d'antécédents héréditaires au point de vue bacillaire.

La mère est morte d'un néoplasme *gastrique* (fait intéressant peut-être au point de vue hérédité de localisation : la malade est dyspeptique gastralgique depuis son enfance).

Réglée à 16 ans ; toujours irrégulièrement réglée, elle serait sujette depuis lors à des « bronchites » de quelques jours, survenant toujours à l'époque menstruelle. — Palpitations — nervosisme — et quelques stigmates d'hystérie (anesthésie pharyngée, légère diminution de la sensibilité tactile de la moitié droite du corps). Déviation arthritique des orteils.

Traitée une première fois dans le service du 25 août au 16 septembre 1896, comme anémique (je retrouve dans l'observation recueillie alors par mon collègue Nobécourt : P. A = 15); elle y fait un second séjour du 23 mars au 4 mai 1897. Elle entre avec des phénomènes de gastralgie anémique, avec constipation, palpitations, et... dans la fosse sus-épineuse droite, une légère élévation de tonalité, avec quelques râles de crépitation pleurale.

*Apyrexie* (37°,2). — Pression artérielle 15 1/2.

*Pouls.* — 92 couchée, 84 debout.

Frémissement jugulaire intense.

*Cœur.* — Dilatation du cœur droit : pointe en dehors de la verticale mamelonnaire ; matité de l'oreillette droite. débordant de 1 centimètre 1/2 le bord du sternum ; léger choc diastolique.

Le palper abdominal et le toucher vaginal nous révèlent l'existence d'une *salpingite droite*. Le périmètre thoracique est un peu plus considérable à droite (1 centimètre de différence).

La malade est mise pendant trois semaines au régime lacté et aux arsenicaux.

Les règles surviennent — normales — du 15 au 20 avril.

Le *25 avril*, les signes stéthoscopiques suspects ont disparu ; le périmètre thoracique est égal des deux côtés. *Pression artérielle : 16 1/2.*

L'examen radioscopique confirme l'intégrité des sommets.

La malade part au Vésinet le 4 mai.

## Observation II (Personnelle).

Fôm. (Louise), *23 ans, infirmière, Bretonne, traitée dans le service de M. Potain du 6 au 24 mai 1897.*

Pas d'antécédents héréditaires au point de vue bacillaire ; mais le père et une sœur sont rhumatisants.

Pas d'antécédents pathologiques personnels : réglée à 14 ans 1/2, bien réglée jusqu'à 17 ans, époque de son arrivée à Paris ; elle est irrégulièrement réglée depuis lors. — Pas de leucorrhée — pas de grossesses. — Elle exerce depuis 4 ans la profession d'infirmière, et a été surmenée depuis quelques mois ; son *poids* serait, dans les 13 mois qui ont précédé l'entrée dans le service, tombé de 62 à 55<sup>kil</sup>, 500. Depuis 4 ans, elle aurait remarqué que très souvent, quand ses règles étaient en retard ou manquaient, leur époque normale était signalée par quelques jours de malaise et de toux.

Elle entre avec un faciès chlorotique assez prononcé, un état dyspeptique correspondant, des souffles jugulaires intenses, un beau souffle anorganique précordial du 3<sup>e</sup> espace et... une petite zone de submatité et de frottements — râles inspiratoires dans la fosse sous-claviculaire droite.

*Apyrexie* absolue. — *Pression artérielle* = 17 centimètres de mercure.

*Pouls.* — 76 debout, 92 couchée.

Palpation de l'abdomen : légère et douloureuse à la pression de la région ovarienne droite.

La malade est mise au traitement ferrugineux et aux bains sulfureux tri-hebdomadaires.

L'*examen radioscopique*, fait le 23 mai avec M. le professeur Potain et M. Serbanesco, nous permet de constater l'absolue intégrité des sommets.

Le lendemain, 24, la malade part pour le Vésinet; tout signe pulmonaire suspect a disparu; les souffles jugulaires ont diminué d'intensité; le *poids* est remonté à 58<sup>kil</sup>,500.

La *pression artérielle* est encore à 17.

Dans cette observation, comme dans la précédente, les caractères du pouls et de la pression artérielle nous avaient rassuré quant à l'imminence de la tuberculose (Voir le chapitre *Caractères du pouls*).

Quant à l'amaigrissement, il n'étonnera aucun de ceux qui savent dans quelle hygiène déplorable vivent les infirmiers et infirmières de l'Assistance publique.

### Observation III (Personnelle).

FL. (ALEXANDRINE), *20 ans, employée à la buanderie des hôpitaux, entrée salle Piorry le 31 mars 1897, sortie le 30 mai.*

Le père, rhumatisant et alcoolique, est mort d'une pneumonie.

Une *sœur* a été traitée dans le service en 1896 pour une fluxion pleuro-pulmonaire de la base gauche, survenue à l'époque menstruelle, suivie d'un léger épanchement, le tout sans aucun signe suspect de bacillose; en un mot un type de congestion arthritique sympathique classique.

Ces antécédents héréditaires ne nous ont pas peu aidé pour le diagnostic à porter chez notre malade.

La jeune fille entre à l'hôpital pour des phénomènes nettement anémiques et une ovarite unilatérale diagnostiquée par notre collègue le D<sup>r</sup> de Gennes, reconnue par nous, puis ultérieurement par notre jeune collègue Laroche et son chef de service M. Campenon.

La jeune fille est d'ailleurs vierge ; elle est de plus nettement hystérique (hémianesthésie gauche, rétrécissement du champ visuel, anesthésie pharyngée, dermographisme, hyperacousie unilatérale, etc.).

(Nous passons sur les détails de l'observation.)

Fosse sus-épineuse droite : diminution très nette de sonorité, mais le muscle sus-épineux est beaucoup plus épais que celui du côté opposé. — Il en est de même d'ailleurs des muscles du bras : le périmètre maximum du bras droit est de 24 centimètres 1/2 (au lieu de 23 à gauche).

*A l'auscultation* : inspirations accompagnées de petites crépitations fines — non modifiées par la toux ; — un peu d'exagération des vibrations thoraciques.

Quelques jours après l'entrée, les signes d'auscultation disparurent complètement ; seuls les signes de percussion persistèrent... et pour cause. La malade présenta alors un peu d'albuminurie, qui dura quelques jours ; ultérieurement, elle eut des névralgies intercostales inférieures et lombaires violentes du côté gauche, etc.

L'erreur de diagnostic aurait donc été possible, sans les faits suivants, qui nous avaient mis en défiance :

*a)* L'hérédité nerveuse et analogue ;

*b)* L'excellence de l'état général (signe parfois infidèle) ;

*c)* Les caractères du pouls : la pression artérielle ne fut jamais inférieure à 16 centimètres de mercure, et le rythme du pouls était considérablement influencé par les changements de position de la malade (caractères pathognomoniques sur l'étude desquels nous reviendrons dans un chapitre spécial).

Ces trois observations nous offrent trois exemples caractéristiques de ces fluxions passagères du sommet survenant chez des malades neuro-arthritiques (toutes trois nerveuses ;

deux d'entre elles ont de l'hérédité rhumatismale incontestable ; la troisième n'a qu'un stigmate personnel d'arthritisme : la déviation des orteils, mais cela suffit), toujours à une époque en relation étroite avec l'époque menstruelle ; et toujours aussi du côté où se trouve un ovaire ou une trompe utérine douloureuse ou malade. Nos trois malades avaient d'ailleurs déjà eu — ou eurent ultérieurement encore — de ces fluxions passagères, dans les mêmes conditions menstruelles, mais le plus souvent dans le siège ordinaire — classique — de ces fluxions, c'est-à-dire à la base du poumon du côté correspondant à l'ovaire ou à la trompe malade ou névralgique. Ces fluxions sont de l'ordre des phénomènes vaso-moteurs — tantôt vaso-dilatateurs et fluxionnaires, tantôt vaso-constricteurs et élévateurs de la pression — dont la connaissance est entrée actuellement dans le domaine classique, grâce à l'enseignement de M. le professeur Potain : l'existence chez une de nos malades d'un galop droit avec dilatation du cœur droit d'origine gastrique montre bien la parenté des deux ordres de réflexes vaso-moteurs.

Les arthritiques peuvent d'ailleurs, en l'absence de tout réflexe d'origine abdominale, présenter des congestions pleuro-pulmonaires, en particulier du sommet, souvent même avec un léger épanchement pleural. Mais ici le diagnostic s'impose plus ou moins par les antécédents pathologiques du sujet : tandis en effet que nos chlorotiques à fluxions pulmonaires réflexes n'avaient jamais eu personnellement de rhumatisme (fait que nous avons remarqué dans beaucoup de cas de congestions pulmonaires d'origine sympathique à point de départ salpingo-ovarien) et que, par suite de cette absence d'antécédents personnels, le diagnostic en fût souvent épineux, il est, croyons-nous, sans exemple qu'une congestion pleuro-pulmonaire rhumatismale *à frigore* ait été la première manifestation — et surtout une manifestation isolée, sans phénomènes articulaires — d'un rhumatisme

« articulaire ». On a vu le rhümatisme se localiser primitivement et exclusivement sur l'endocarde ; nous ne croyons
pas qu'on l'ait jamais vu se porter primitivement — ni
surtout exclusivement — sur le poumon et la plèvre.

Enfin mentionnons une dernière cause d'erreur dans l'examen des chlorotiques suspects :

Dans un congrès médical allemand tenu à Saint-Pétersbourg,
le docteur Kernig attira l'attention sur l'existence possible
de foyers de matité aux sommets de *cachectiques alités depuis
longtemps*, matité due, selon Kernig, à l'insuffisance d'aéra-
tion de ces sommets. Delacroix l'explique par un certain
degré d'atélectasie. Peu nous importe : il ne s'agit que
d'individus cachectiques et la question serait absolument en
dehors de notre sujet, si M. Heitler (de Vienne) n'avait
déclaré avoir observé le même phénomène chez le sujet
sain.

Dans un article paru dans la *Revue de la tuberculose* (1),
M. Heitler fait remarquer que, dans les mouvements respiratoires ordinaires, le poumon peut ne pas entrer en jeu
dans toute son étendue : il peut en résulter un certain degré
d'atélectasie dans les parties du poumon dont l'incursion est
très peu étendue, par exemple dans les sommets. D'où certain
degré de matité à la percussion et, parfois, à l'auscultation, quelques râles de crépitation fine (*surtout du côté sur
lequel le malade se couche d'ordinaire*) quand on fait faire au
sujet une inspiration profonde. Quelques inspirations profon-
des suffisent à faire disparaître l'atélectasie et à dissiper l'hé-
sitation du médecin ; mais si l'on considère que, comme nous
le redirons avec M. Potain à propos de la spirométrie, les
chlorotiques sont souvent des sujets très indociles, qu'il
est très difficile de les faire respirer comme on le voudrait,
on comprendra que l'erreur puisse, chez elles, être plus

_________

(1) Heitler, *Revue de la tuberculose*, 15 octobre 1893.

PAPILLON. — Tuberc. Pulmonaire.                    2

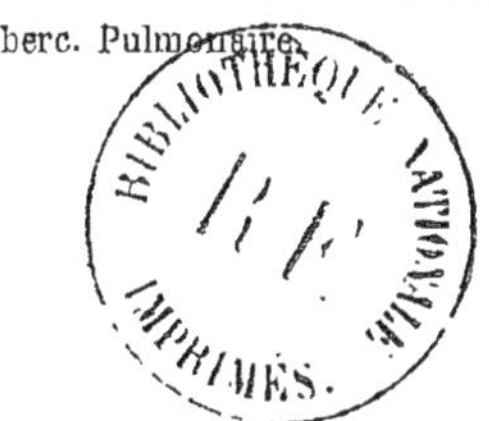

difficile à éviter. On trouvera à la fin de ce travail quelques observations très résumées de ces cas d'atélectasie du sommet ayant présenté de grandes difficultés de diagnostic.

Enfin, aux signes stéthoscopiques donnés par la percussion et l'auscultation, ajoutons-en un qui, trop peu employé aujourd'hui, peut cependant rendre — et nous a rendu — de grands services ; il s'agit de la TRANSONANCE THORACIQUE, plus exactement de la *Transonance plessimétrique* de N. Gueneau de Mussy.

Pour l'historique et les détails, nous renvoyons nos lecteurs aux articles de Gueneau de Mussy dans la *France médicale* de 1875 et dans l'*Union médicale* de 1876, et surtout à la remarquable thèse faite par M. Larcher et soutenue sous la présidence de M. Potain en juillet 1895.

Nous nous bornerons à rappeler que le procédé consiste à percuter les apophyses épineuses de la colonne dorsale pendant qu'on ausculte comparativement les fosses sus et sous-claviculaires des deux côtés, et à percuter, soit le sternum, soit les clavicules. pendant qu'on ausculte les régions scapulaires. Les moindres différences de densité des poumons sont révélées par les différences dans l'intensité et le timbre du bruit transmis.

# DIAGNOSTIC PAR LA TUBERCULINE
## OU SES SUCCÉDANÉS

Nous n'avons pas à rappeler ici l'histoire lamentable de l'ancienne tuberculine de Koch et des mécomptes qu'elle donna dans les essais thérapeutiques. Quant à la nouvelle tuberculine, nous n'avons pas encore eu l'occasion de la voir expérimenter sur l'homme en France. Lors de notre dernière visite au Sanatorium de Falkenstein, elle y était à l'essai, mais depuis trop peu de temps pour qu'on ait pu en tirer aucune conclusion ; ce doit, en tout cas, être un produit extrêmement actif, puisque la dose à employer au début, pour éviter les accidents graves, ne paraissait pas devoir dépasser *deux millièmes de milligramme* ($0^{gr}$, 000 002).

L'ancienne — la première — tuberculine de Koch, si elle a été, à juste titre, abandonnée comme moyen thérapeutique. est encore employée comme moyen de diagnostic de la tuberculose, au moins dans la médecine vétérinaire.

M. Nocard a, dans maintes circonstances, et en particulier dans les « Congrès de la tuberculose », insisté sur l'utilité des injections de tuberculine pour déceler la tuberculose chez les bovidés — en particulier au point de vue de la prophylaxie de la tuberculose des vaches laitières. Ce procédé a ainsi permis à M. Nocard de déclarer tuberculeux des animaux superbes, primés dans des concours d'animaux gras, et dans la plupart des cas l'autopsie aurait confirmé ces diagnostics.

De là à appliquer ce procédé de diagnostic à l'espèce

humaine, il n'y avait qu'un pas ; ce pas, M. Hutinel, aujourd'hui professeur à la Faculté, et alors médecin des Enfants-Assistés, n'a pas craint de le franchir, dans un but très louable de prophylaxie : il voulait éviter ainsi d'être exposé à envoyer dans des familles de paysans et de villageois des enfants tuberculeux qui auraient été de redoutables agents de transport de la contagion tuberculeuse ; et à cette époque, on regardait encore ces injections comme à peu près inoffensives et M. Hutinel considérait l'intérêt social et national de la prophylaxie de la tuberculose dans les campagnes.

On est devenu audacieux, et dans des cas où l'on n'avait plus l'excuse d'un devoir de préservation sociale : il s'est trouvé en Allemagne, et même en France, des médecins pour préconiser — et employer —-ce moyen de diagnostic de la tuberculose, moyen qui n'est pas sans danger.

Se couvrant de l'exemple d'Escherich et d'Ebstein — bien que reconnaissant qu'ils « n'utilisent encore, jusqu'à ce jour, ce moyen que dans les hôpitaux, *craignant d'encourir certaines responsabilités* » (!) — M. S. Bernheim a, dans l'*Indépendance médicale* du 22 janvier 1896, préconisé l'injection expérimentale de tuberculine comme moyen de diagnostic précoce de la tuberculose.

Ce moyen de diagnostic est-il au moins infaillible ? Il ne le semble pas.

J'emprunte la statistique suivante, non pas à un adversaire de la tuberculine, mais à un bactériologiste. Dans une communication à la Société médicale des hôpitaux de Paris, M. Netter donne la statistique suivante.

La réaction « caractéristique » serait donnée par la tuberculine dans :

| | | |
|---|---|---|
| 96 | p. 100 des cas | de tuberculose *avérée*. |
| 59 | p. 100 — | de tuberculose *probable*. |
| 27 | p. 100 — | d'affections pulmonaires *non tuberculeuses*. |
| 8,5 | p. 100 — | des sujets *absolument sains*. |

Ainsi donc, la réaction dite « caractéristique » apparaît en moyenne chez 8,5 p. 100 des sujets sains, plus dans 27 p. 100 des *affections pulmonaires non tuberculeuses* (soit plus du tiers). Comme proportion de certitude, voilà qui laisse beaucoup à désirer. Ce n'est pas tout.

Au Congrès de la tuberculose de 1893, MM. Straus et P. Teissier communiquèrent les résultats que leur avait donnés l'injection de tuberculine chez les *syphilitiques non tuberculeux* : chez *tous* leurs sujets, ils observèrent la réaction (ascension de la température à 39°, 40° même, malaise général, etc.). A ce sujet, M. Trasbot signala, en plus, la possibilité de la réaction chez les *cancéreux*.

CONCLUSION : la réaction peut manquer chez les tuberculeux, même avérés ;

Elle se produit dans plus du quart des affections pulmonaires non tuberculeuses ;

Elle apparaît constamment chez les syphilitiques secondaires ;

Elle peut apparaître dans le cancer ;

Enfin elle a été observée fréquemment (plus de 8 p. 100) chez des sujets absolument sains.

On a cherché — et M. Hutinel lui-même, sans doute après quelques mécomptes, a cherché — si la tuberculine ne pouvait pas avoir, comme moyen de diagnostic, un *succédané* moins dangereux et peut-être plus fidèle. M. Hutinel a vu qu'une injection sous-cutanée de 15 grammes de *sérum artificiel* (fait selon la formule de Hayem) suffisait à provoquer, chez les tuberculeux, une réaction analogue à celle de la tuberculine.

Mais, à l'essai, le sérum a donné les mêmes mécomptes que la tuberculine (1) : congestions aiguës péritubercu--

(1) GRANCHER, *Bulletin médical*, 28 août 1895, p. 817.

leuses, inflammations et suppurations ganglionnaires, et même un *cas de méningite tuberculeuse mortelle.*

Il semble donc que l'on peut faire à l'injection de sérum le même reproche qu'à l'injection de tuberculine, d'exposer le sujet à des accidents graves, en *mobilisant les bacilles,* suivant une pittoresque expression de Virchow.

Ainsi :

Danger, parfois mortel, pour le malade; incertitude absolue du diagnostic : voilà le bilan du procédé de diagnostic de la tuberculose au début par les injections sous-cutanées. Voilà pourquoi nous ne présentons ce procédé que pour le blâmer et en proscrire absolument la pratique.

# LES ANTÉCÉDENTS HÉRÉDITAIRES
## LEUR PEU DE VALEUR DANS LE DIAGNOSTIC


Les antécédents héréditaires — et familiaux — ne sont jamais négligés dans l'interrogatoire d'un malade quelconque, à plus forte raison d'un malade qui peut être suspecté de tuberculose. « Il n'existe pas en pathologie de proposition mieux établie que celle de l'hérédité de la tuberculose pulmonaire (1) ».

Il ne faudrait cependant pas exagérer la valeur des renseignements que peut fournir l'enquête à ce sujet : ils n'ont jamais que la valeur d'un signe de présomption, de probabilité, mais rien de plus. Nous verrons, en effet, plus loin, qu'un sujet chloro-anémique, à hérédité tuberculeuse incontestable, et même très chargée, peut n'être atteint que d'une anémie vraie, sans aucune infection bacillaire.

Les *chloroses héréditaires* doivent, en général, être considérées comme étant d'un pronostic moins bénin que les autres. Qu'il s'agisse de chlorose vraie ou de chloro-anémie prétuberculeuse, l'hérédité peut être similaire ou indirecte. Je m'explique : une chlorotique vraie peut être fille ou petite-fille de chlorotique vraie (généralement, à l'époque où l'on peut examiner la malade, sa mère est guérie, mais elle présente le plus souvent un vestige de son ancienne affec-

(1) Hérard et Cornil, De la phtisie pulmonaire, 1867, p. 564.

tion, sous la forme d'une adiposité quelquefois considérable : défions-nous des chlorotiques amenées par une mère trop corpulente). Elle peut aussi être fille ou petite-fille de tuberculeuse. A défaut d'antécédents héréditaires vrais, elle peut présenter des antécédents familiaux (une sœur, une tante, etc.) de même nature... et de même valeur.

La réciproque peut exister aussi : une fille ou parente de chlorotique vraie peut être — et est assez souvent — une chloro-anémique tuberculeuse. Il semble même que le début chloro-anémique de la tuberculose s'observe presque exclusivement chez les hérédo-chlorotiques.

M. Hayem admet que les descendants de tuberculeux peuvent être considérés comme classables en deux catégories :

Les uns seraient plus prédisposés à la chlorose qu'à la tuberculose ; ils feraient à la puberté une chlorose vraie, et ne deviendraient que rarement tuberculeux ultérieurement. Nous aurons, à la fin de ce travail, l'occasion de revenir sur ces tuberculoses tardives chez les chlorotiques.

Les autres, au contraire, feraient de la tuberculose.

Par conséquent, si nous admettions intégralement la classification de M. Hayem, qui semble, comme nous venons de le voir, partisan d'un certain antagonisme entre la chlorose et la tuberculose, il serait à peu près inutile de s'enquérir des antécédents héréditaires tuberculeux de nos chlorotiques.

Sans aller aussi loin, et surtout sans admettre cet antagonisme, nous n'attacherons aux renseignements sur l'hérédité qu'une importance très faible, celle d'un signe de simple présomption.

# « HABITUS EXTERNE » DE LA CHLOROTIQUE
## A LA PÉRIODE PRÉTUBERCULEUSE

FACIÈS. — CORPULENCE. — CONFORMATION THORACIQUE
(SES RAPPORTS AVEC LA SPIROMÉTRIE).

Toutes les fois que l'organisme est profondément atteint, la maladie lui imprime, en quelque sorte, son cachet, et donne à l'aspect extérieur un ensemble de particularités qu'en histoire naturelle on exprime par le mot habitus.

Combien de fois n'arrive-t-il pas au médecin de présumer d'avance son diagnostic d'après l'apparence extérieure du sujet qui entre dans son cabinet de consultation? On connaît le « faciès utérin », le « faciès cancéreux », et un médecin expérimenté — une vieille sœur hospitalière même — s'y trompe rarement. Il y a également un faciès chlorotique — il y a plutôt *deux faciès chlorotiques* : celui de la chlorose vraie et celui de la chloro-anémie prétuberculeuse. Le premier est pâle à reflets verts (d'où son nom étymologique de chlorose) ; le second est jaunâtre — ce n'est pas le jaune paille des cancéreuses ni le jaune terreux des « utérines », c'est un jaune spécial, que Constantin Paul avait assez pittoresquement appelé «jaune de vessie».

De plus, fréquemment — mais pas toujours — la chlorotique tuberculeuse présente d'anciens signes de « scrofule » : bouche lippue, gros nez, et quelquefois des cicatrices d'anciennes adénites.

Nous consultons ses vaisseaux du cou, et nous trouvons

des bruits de souffle beaucoup moins intenses qu'on ne s'y attendait. Nous avons souvent entendu M. Potain dire en auscultant une chlorotique vraie : « Voilà un bruit de diable assez intense pour nous rassurer. » C'est tout le contraire chez une chloro-anémique tuberculeuse.

La malade quitte son corsage pour être auscultée, et nous sommes frappés de sa maigreur : la chloro-anémique tuberculeuse est souvent maigre : la *chlorotique vraie ne l'est presque jamais* : la disparition du tissu adipeux indique un trouble profond de la nutrition, c'est-à-dire une infection générale, telle que celle que produit la tuberculisation.

Mais il y a une cause d'erreur : l'amaigrissement peut être masqué par la *bouffissure* et les *œdèmes*.

Tout récemment encore, à la Société médicale des hôpitaux (séance du 16 juillet 1897), M. Queyrat rappelait la coïncidence possible de la tuberculose pulmonaire (avec bacilles dans l'expectoration) avec un embonpoint très illusoire ; et il attribuait cette conservation de l'embonpoint à la résistance de l'organisme beaucoup plus qu'à une atténuation de virulence du bacille.

La *pesée* seule peut nous renseigner exactement : toute chlorotique qui maigrit, sans cause alimentaire, physiologique (excès de fatigue) ou morale appréciable, doit être considérée comme suspecte.

Des pesées faites régulièrement, tous les quinze jours par exemple, dans des conditions identiques (mêmes vêtements, à jeun, après évacuation des réservoirs naturels, dont le contenu peut peser plus d'un kilogramme), donneront à cet égard des renseignements précieux.

Y a-t-il une relation normale, c'est-à-dire chez un sujet normal, entre le poids et la taille ?

Pour l'adulte homme, de l'âge moyen des conscrits (vingt ans), les médecins militaires ont adopté une formule approximative : le poids serait à peu près exprimé en kilogrammes par le nombre de centimètres au delà d'un mètre exprimant la taille de l'individu : un sujet de 1ᵐ,70 devrait ainsi peser 70 kilogrammes, etc.

Nous avons recherché si cette formule était applicable à la femme : elle ne l'est pas. De nombreuses pesées et mensurations faites sur des femmes, soit saines, soit malades, de dix-huit à vingt-cinq ans, nous avons déduit les différents rapports entre le poids et la taille, ainsi qu'entre ces données et le périmètre thoracique et la capacité respiratoire.

Nous avons été heureux de voir que nos conclusions concordaient assez avec celles du remarquable travail de M. le professeur Bouchard (1).

Pour M. Bouchard, le rapport $\dfrac{\text{Poids}}{\text{Hauteur}}$, c'est-à-dire la *corpulence*, doit être, chez la femme normale, de 3,9 environ ; toute femme chez laquelle ce rapport serait inférieur à 3,1 devrait être considérée comme maigre.

Chez toutes les anémiques que nous avons examinées à ce point de vue, toutes celles qui présentaient une corpulence inférieure à 3 étaient des anémiques tuberculeuses ; aucune de celles dont la corpulence était supérieure ou égale à 3,2 n'a, jusqu'à présent, présenté aucun signe de tuberculisation. Nous verrons plus loin la concordance de ces résultats avec ceux de l'examen du périmètre thoracique et de la spirométrie.

A propos de la conformation extérieure du thorax, nous rappellerons un signe dont il a été beaucoup question il y a deux ou trois ans : l'inclinaison de l'omoplate, signe sur lequel M. Boulland (de Limoges), avait appelé l'attention : du côté malade, il se produirait une atrophie du trapèze, ayant pour effet le déjettement en dehors de l'angle inférieur de l'omoplate, qui viendrait faire saillie dans l'aisselle ;

_________

(1) BOUCHARD, *Semaine médicale*, mai 1897.

l'épine de l'omoplate s'inclinerait fortement en bas et en dedans, au point de former avec la colonne un angle quelquefois de 60 degrés.

Ce signe a une certaine valeur, mais nous avouons ne l'avoir rencontré que chez des individus à tuberculose déjà avancée. — Il ne peut donc rendre aucun service pour le diagnostic précoce de la tuberculose.

Nous ferons la même objection au signe bien étudié par notre ami le D<sup>r</sup> Plicque (*Journal des Praticiens*, novembre 1895), et avant lui par Klippel : la réaction « de débilité musculaire » à l'examen électrique des muscles du thorax, absolument comparable à la dégénérescence des muscles qui entourent une tumeur blanche.

Éliminons enfin une cause d'erreur facilement évitable : l'*asymétrie thoracique* (Heitler : *Revue de la tuberculose*, octobre 1893), et arrivons à l'examen du périmètre thoracique.

De consciencieux travaux, tant en France qu'à l'étranger, ont depuis longtemps montré que les rapports du périmètre thoracique et de la taille permettaient d'évaluer la « vigueur de la constitution » de l'individu.

La médecine militaire s'en empara d'abord ; on n'a pas oublié les protestations que souleva dans les conseils de révision la circulaire ministérielle du 13 mars 1876, enjoignant la réforme des conscrits dont le périmètre thoracique n'égalait pas la *demi-taille plus 2 centimètres* pour les sujets de 1<sup>m</sup>,60 et au-dessus, plus *3 centimètres* pour les hommes de taille inférieure : il eût fallu réformer une forte partie du contingent.

Les notabilités du corps de santé militaire sont d'accord pour considérer comme sujet à réformer tout conscrit chez lequel le périmètre thoracique serait inférieur à la demi-taille.

Nous croyons que l'on peut appliquer la même moyenne à la jeune fille : le périmètre thoracique, mesuré exactement sous l'aisselle, en évitant autant que possible d'être induit en erreur, soit par la saillie du rebord inférieur du grand pectoral (par conséquent les bras bien pendants), soit par la saillie des seins, doit, chez la jeune fille saine, être *supérieur à la demi-taille*. Chez toutes nos tuberculeuses au début, nous avons trouvé un chiffre inférieur, ou parfois presque égal (dans le cas de seins volumineux et haut placés). Il va sans dire que ce périmètre est mesuré en expiration moyenne, le sujet ayant la bouche ouverte et les bras ballants. Pour obtenir le périmètre thoracique en réplétion moyenne, nous prenons deux mensurations au même niveau : la première au moment où la malade tousse (expiration forcée), la seconde au maximum d'un « grand soupir » (inspiration forcée) ; c'est la *moyenne* entre ces deux mensurations que nous prenons comme périmètre thoracique.

Tous ces résultats concordent avec ceux que nous donne la *spirométrie*, ou mesure de la capacité respiratoire maxima.

On sait comment se fait cette spirométrie : le sujet ayant rempli sa poitrine d'air au maximum par une inspiration forcée, chasse ensuite cet air inspiré, à travers un « spiromètre », par une expiration forcée ; on a ainsi la capacité respiratoire totale, moins l'air résiduel minimum. Il ne faut pas croire que l'on obtienne facilement cette manœuvre de la part des malades ; c'est une éducation à faire, en montrant l'exemple ; et l'indocilité connue des chlorotiques — surtout des chlorotiques vraies — est encore un obstacle ; il est assez difficile d'obtenir d'elles ce que l'on veut. Dans nos recherches, nous avions recours à l'émulation pour leur faire donner leur maximum d'amplitude respiratoire — c'était à qui donnerait le chiffre le plus élevé. Il fallait même les surveiller pour les empêcher de « tricher » en expirant deux fois au lieu d'une. Dans ces conditions, nous avons pu avoir d'assez bons résultats, et assez comparables entre eux, malgré la diversité des appareils employés, car nous avions soin de comparer entre eux les instruments en les faisant essayer par des individus à capacité respiratoire bien connue.

Dans le service de M. Potain, nous avons employé le spiromètre de Ch. Verdin, qui n'a que l'inconvénient d'être de dimensions peu portatives (43 centimètres de haut sur 24 de large). Quand nous n'avions pas cet instrument à notre disposition, nous en employions un plus primitif que nous avions construit nous-même avec un ballon de caoutchouc immergé dans une cuve d'eau graduée : la quantité d'eau déplacée indiquait la quantité d'air introduite dans le ballon.

Avec l'un et l'autre de ces appareils, nous avons pu vérifier cette donnée classique que, chez la femme normale et saine de dix-huit à vingt-cinq ans, la capacité respiratoire donnée par le spiromètre est d'environ 3 litres (2 lit. 7 à 3 lit. 4 en moyenne). Dès le début de la tuberculose, cette capacité baisse, au-dessous de 2 litres 1/2). Ces chiffres ne sont naturellement que des moyennes ; il faut, pour leur donner toute leur valeur, tenir compte de la taille du sujet.

Nous pouvons en dire autant de toutes les autres mesures que nous avons étudiées dans ce chapitre : on doit les comparer à la taille du sujet.

Prenons, par exemple, parmi les nombreux cas que nous avons étudiés cette année dans le service de M. Potain, trois exemples de malades ayant le *même poids*, soit 49 *kilogrammes*; et divisons ces kilogs par les décimètres de taille.

*a.* La première malade a une hauteur de $1^m,65$; sa *corpulence* est donc de $\dfrac{49,0}{16,5} = 2,3$; c'est-à-dire notablement inférieure au chiffre *3*, que nous avons considéré comme le minimum normal; son *périmètre thoracique* est de 79 centimètres, soit inférieur de plus de 3 centimètres à la demi-taille $\left(\dfrac{165}{2} = 82 \ 1/2\right)$ ; la spirométrie nous a donné comme capacité respiratoire *2 litres*. En effet, cette malade, malgré son embonpoint apparent et sa bonne mine, est une anémique au début de la tuberculose.

*b*. La deuxième malade n'a que $1^{m},54$ de hauteur ; sa corpulence est donc, malgré le même poids, plus élevée : $\dfrac{49,0}{15,4} = 3,2$ ; son périmètre thoracique est de 80 centimètres, soit supérieur à la demi-taille ; la capacité respiratoire est supérieure à la normale : 3 litres 1/4, ce qui est considérable, étant donnée la petite taille de la malade. Notre malade est une anémique, mais une *anémique pure*.

*c*. Enfin, une troisième malade, pour le même poids de 49 kilogrammes, a une taille de $1^{m},47$, soit une corpulence de 3,33, un périmètre thoracique de 79 centimètres et une capacité respiratoire de 2 litres 1/2. Cette malade est probablement une ancienne tuberculeuse (d'après les théories actuelles, car elle a un rétrécissement mitral pur), mais alors c'est une tuberculeuse guérie, qui est entrée à l'hôpital pour du rhumatisme.

Il nous a paru intéressant de réunir ces trois cas pour bien montrer que la donnée du *poids* n'a de valeur que si on examine ses rapports avec les autres données (taille, périmètre thoracique). Il en est de même du *périmètre thoracique* : il est presque identique chez nos trois malades (79 à 80), mais si on le compare à la taille, sa signification change complètement : inférieur à la demi-taille chez la tuberculeuse, il lui est supérieur chez les deux autres. Quant à la *capacité respiratoire*, elle peut paraître, chez notre troisième malade, un peu faible, mais étant donnée la petite taille du sujet, on peut la considérer comme normale. Chez la seconde malade, elle atteint une amplitude très significative et tout à fait rassurante.

# CARACTÈRES DU POULS. — SPHYGMOMANOMÉTRIE

Les anciens cliniciens, qui savaient tirer tout le profit possible du peu de moyens de diagnostic qu'ils avaient à leur disposition, avaient bien étudié les caractères du pouls dans les différentes affections fébriles. Pour ce qui concerne la phtisie pulmonaire, ils avaient observé la non-concordance qui existe souvent entre les périodes d'accélération du pouls et celles d'ascension thermique.

En 1894 (n° du 15 janvier), notre ami le docteur F. Andvord publia dans le *Tidsskrift for den Norske Laegeforening* une étude des plus intéressantes sur la « tuberculose latente » et le pouls des tuberculeux. Cette étude contient des reproductions de tracés sphygmographiques obtenus dans la station debout et dans le décubitus horizontal. Dans les tracés pris en voie de tuberculisation progressante, la brusquerie de l'ascension et de la descente, qui donne à la courbe un aspect de dentelures aiguës, correspond bien au caractère *hurried* des Américains, sur lequel nous reviendrons avec Wells, tandis que chez les tuberculeux en voie de guérison, le tracé se rapproche beaucoup du tracé normal, dont il ne diffère que par la moindre sinuosité de la ligne de descente.

Dans l'application du sphygmographe, M. Andvord avait remplacé le lacs, qui fixe l'appareil de Marey à l'avant-bras, par des poids variables; il espérait pouvoir obtenir ainsi une mesure de la pression artérielle. Il y a là une tentative des plus ingénieuses, mais nous croyons que ce dispositif peut être remplacé — et avantageusement au point de vue de la facilité d'application — par les appareils sphygmomanométriques actuellement en usage.

Aucun des tracés publiés par M. Andvord n'a été recueilli sur des malades à la période prébacillaire ; et en effet nos recherches personnelles nous ont amené à reconnaître qu'il est impossible de trouver, à cette période, de tracé caractéristique : les tracés obtenus sont très différents d'un sujet à l'autre.

A notre grande surprise, nous n'avions, jusqu'en 1895, trouvé nulle part une étude quelconque sur les caractères du pouls dans la période de « germination », de « préparation » — on dirait aujourd'hui « d'invasion » — de la tuberculose.

Nous n'en avons trouvé d'indication que dans la littérature médicale américaine : dans un court mémoire présenté par le Dr Wells (de Chicago) au *Detroit Meeting of the Mississipi Valley Medical Association* en septembre 1895. Cet auteur signale deux caractères du pouls que nous avions déjà constatés de notre côté, et que nous avons retrouvés depuis d'une façon à peu près constante chez les malades en imminence ou au début de la tuberculose pulmonaire.

1° D'abord le peu d'influence des changements de position sur le rythme du pouls ; nous avons été souvent frappé en effet de ce fait : le nombre de pulsations est le même, que le malade soit couché horizontalement ou en station debout, — à la condition que le malade soit examiné en dehors des périodes de digestion et que l'on attende, pour compter les pulsations, que la légère et passagère période de perturbation (qui succède à tout effort brusque) soit passée. — Ce signe n'existe que dans la période tout à fait initiale ; il disparaît souvent de bonne heure ; c'est peut-être ce qui explique que son existence ait pu échapper aux cliniciens.

2° La sensation particulière que donnent le choc sanguin

et l'impulsion artérielle, qui rappelle un peu la brusquerie du pouls de Corrigan et diffère cependant absolument de la sensation de « plénitude » du pouls des affections fébriles (type : pouls de la pneumonie). Il y a dans le pouls quelque chose de hâtif, de tressautant, que le mot anglais « hurried » rend très bien.

A ces signes que donne le pouls, nous en ajouterons un nouveau, que nous croyons avoir été absolument négligé dans l'étude de la tuberculose au début : nous voulons parler des *modifications de la pression artérielle*.

Cette pression artérielle, pour permettre les comparaisons, nous la prenons toujours à l'artère radiale, à l'aide d'un même instrument, le sphygmomanomètre.

Le SPHYGMOMANOMÈTRE n'est pas d'invention française, car la première mention que nous en ayons rencontrée est la description, faite par le regretté G. Homolle, dans la *Revue de médecine*, de l'appareil inventé par le professeur Basch (de Vienne). Rappelons à ce propos le principe, j'allais dire le théorème, sur lequel repose l'application de cet appareil. En voici l'énoncé d'après Basch :

Si l'on comprime extérieurement un vaisseau, non pas à l'aide d'un poids ou d'un corps solide, mais par l'intermédiaire d'un liquide soumis à une certaine pression, la pression de ce liquide nécessaire pour effacer le vaisseau et pour arrêter la progression des ondes intravasculaires est très sensiblement égale à celle qui détermine la progression de ces ondes, c'est-à-dire à la pression intravasculaire elle-même.

Les liquides employés par Basch étaient l'eau pour la compression, et le mercure pour la mesure de la pression exercée. Nous ne décrirons pas ici l'appareil de Basch, dont l'un des inconvénients était d'être fort peu portatif. Il échappait, il est vrai, à un grave reproche que M. Potain fut le premier, croyons-nous, à adresser à l'appareil portatif

inventé par Basch quelques semaines après que M. Potain
eut fait connaître le sien : le nouvel instrument de Basch ne
peut en effet servir pour la mesure des pressions élevées
(supérieures à 24 centimètres de mercure). Cet inconvénient
n'existerait d'ailleurs pas dans les cas qui nous occupent,
puisque, comme nous allons le dire, nous recherchons les
pressions anormalement basses.

L'appareil primitif de Basch — qui était le meilleur de ceux
que cet auteur inventa successivement, était fort peu portatif : il y a loin du massif instrument à pied de plomb —
que quelques étudiants qualifiaient irrévérencieusement
« la cathédrale de Basch » — aux élégants instruments de
poche que sont le sphygmomanomètre de M. Potain, l' « ar-
tériomètre » d'Hawksley ou le sphygmomètre de M. J. Chéron.

Nous rappellerons que dans les appareils d'Hawksley et
de Chéron la compression est exercée par un ressort par
l'intermédiaire d'une tige rigide (ce qui leur rend inappli-
cable le théorème de Basch) ; tandis que dans le sphygmomanomètre de M. Potain, l'agent de transmission est l'air (un
fluide par conséquent), et l'agent d'évaluation, qui, dans
l'appareil primitif était un manomètre à mercure (tube en U),
est, dans l'appareil actuellement en usage, un manomètre
métallique très sensible, et réglé d'ailleurs — et souvent
vérifié — d'après un manomètre à mercure.

C'est de cet instrument, en usage dans le service de
M. Potain depuis juillet 1883, que nous nous sommes servi
pour nos recherches.

M. le professeur Potain a exposé ses longues recherches
de la formule sphygmomanométrique dans trois articles
parus dans les *Archives de physiologie* en 1889 et 1890. Une
série d'expériences faites d'abord avec une artère artificielle
en caoutchouc, puis sur des artères vraies, lui permit de
vérifier l'exactitude du théorème de Basch, qu'il confirma

par les conclusions suivantes, dont la seconde définit bien la valeur des chiffres donnés par le sphygmomanomètre :

« L'onde liquide cesse de passer sous la pelote (et par suite d'impressionner un sphygmographe placé au delà) précisément quand la pression de la pelote égale la pression maxima du tube.

« Les chiffres que donne·le sphygmomanomètre appliqué à la radiale humaine sont en rapport *avec les maxima* de la pression du sang dans cette artère, et *exclusivement avec eux.* »

C'est avec cet appareil que M. Potain fit ses recherches bien connues sur la pression artérielle dans l'insuffisance aortique, dans la maladie de Bright, etc.

En compulsant les très nombreuses observations de tuberculose pulmonaire recueillies depuis plusieurs années dans le service de Clinique médicale de la Charité, nous avions été frappé depuis longtemps d'un détail que nous retrouvons dans presque toutes : la faiblesse relative de la pression artérielle. Au lieu d'être de 15 à 18 centimètres de mercure (normale chez l'adulte), cette pression est presque toujours inférieure à 13 ou 12 ; quelquefois même elle descend au-dessous de 10 centimètres de mercure.

Quand par hasard la pression était normale ou légèrement supérieure à la normale, nous avons *toujours* (quand les observations étaient recueillies d'une façon suffisamment complète) constaté que le malade présentait, en même temps que sa tuberculose, une autre affection (presque toujours une néphrite) ou une complication inflammatoire qui, chez un sujet non tuberculeux, aurait donné une pression artérielle surélevée.

Ainsi, un néphritique interstitiel, qui aurait dû présenter une pression de 22, 23 et plus (nous avons eu l'occasion d'observer des pressions supérieures à 30), n'en présentait qu'une de 18 ou 19 centimètres de mercure : sa pression était donc notablement — et relativement — abaissée du fait de sa tuberculose.

Le fait ne présenterait qu'un intérêt restreint s'il n'existait que chez les tuberculeux avérés, affaiblis.

Mais cet abaissement de la pression artérielle ne pourrait-il pas exister antérieurement à l'apparition de tout signe stéthoscopique? Autrement dit, y aurait-il là un signe précurseur signalant, soit le début de l'infection bacillaire, soit peut-être la mise de l'organisme en état de réceptivité microbienne? Nous le pensons.

Parmi les nombreux tuberculeux au début de leur affection que nous avons vus, soit dans les salles, soit à la consultation de l'hôpital, nous avons observé des sujets qui avaient déjà été traités antérieurement, soit pour une affection quelconque non tuberculeuse, soit — et ce sont les cas les plus fréquents — pour des phénomènes d'anémie. Nous avons pu recueillir ainsi un certain nombre de cas où le malade ne présentait, aux premiers examens, absolument aucun signe stéthoscopique suspect, mais seulement de la *faiblesse de la pression artérielle*, et, dans les cas malheureusement trop rares où nous avons pu nous en assurer, les *caractères du pouls* (invariabilité du rythme malgré les changements de situation, pouls « hurried ») que nous mentionnions au début de ce chapitre.

Quelques semaines ou quelques mois plus tard (plus de *deux ans* dans le cas d'Augusta Pet..., dont nous résumons ci-dessous l'observation à titre d'exemple d'abaissement précoce de la pression), apparaissent les premiers symptômes fonctionnels (toux, amaigrissement) et stéthoscopiques de la tuberculose pulmonaire.

### Observation IV.

Pet... (Augusta), *17 ans, blanchisseuse.*

Père mort de tuberculose à 44 ans, mère et six frères et sœurs bien portants.

Pas d'antécédents pathologiques personnels.

Réglée à 14 ans ; mal réglée.

Entre pour la première fois en septembre 1894 dans le service de M. le professeur Potain (salle Piorry, n° 24), où elle fut considérée comme chloro-anémique pure.

Je transcris textuellement dans l'observation recueillie par mon prédécesseur M. Brodier :

« 26 septembre 1894. — Pouls 68 ; P. A. = 11.

« Teint verdâtre peu prononcé ;

« Frémissement continu dans les vaisseaux du cou ;

« Souffle continu avec renforcement dans les vaisseaux du cou ;

« Cœur relativement gros. — Oreillette droite déborde un peu le sternum ;

« Aucun souffle dans la région précordiale.

« 1er bruit du cœur : faible.

« Accentuation du 2e bruit de l'artère pulmonaire.

« Respiration normale.

« Inappétence — signes d'embarras gastrique léger.

« Pas de fièvre. »

Après une purgation qui fit disparaître l'embarras gastrique, la malade fut mise au traitement ferrugineux (4 dragées Rabuteau par jour).

Le 11 octobre : poids, 58 kilogrammes.

Le 14 octobre : amélioration de l'état dyspeptique : 6 dragées Rabuteau par jour.

Le 13 novembre 1894, veille de la sortie de la malade, on ne signale toujours aucun signe pulmonaire suspect. La chlorose ne s'est pas améliorée ; le poids a cependant augmenté (60 kilos) de 1 kilo 1/2 en un mois.

Pendant tout son séjour, la malade fut donc considérée comme une chlorotique vraie. — Malheureusement, nous n'avons pu retrouver les résultats de l'examen du sang qui dut être pratiqué à cette époque par notre collègue.

La malade rentre de nouveau dans le service le 2 mars 1897.

Elle présente quelques troubles nerveux (cauchemars, insomnies, exagération des réflexes, secousses électriques) qui semblent pouvoir être attribués à un abus — professionnel : la malade est blanchisseuse à Paris — de café noir.

Elle tousse depuis trois mois ; toux sèche, un peu quinteuse, surtout le matin et après les repas.

Un mois avant son entrée, application de deux vésicatoires aux sommets, sans amélioration aucune.

Depuis la même époque (un mois, soit commencement de février) : amaigrissement, transpiration nocturne.

La malade est examinée par M. Potain le 3 mars ; on retrouve le teint pâle du premier séjour ; le souffle jugulaire intense, avec renforcements (cependant pas de frémissement à la main), la dilatation du cœur droit.

La *pression artérielle* est toujours basse : 11 centimètres de mercure.

Pouls 64 ; température (axillaire) 37°,4.

Jusqu'ici, l'état physique semble peu modifié ; mais à l'examen des poumons on constate un grand changement :

Sous la clavicule droite : diminution de sonorité.

Fosse sus-épineuse et quart supérieur de la fosse sous-épineuse du côté droit : submatité, élévation de la tonalité à la percussion ; faiblesse du murmure vésiculaire ; dans les grandes inspirations, quelques craquements secs.

Poids : 58 kilogrammes.

Examen du sang : *Hémoglobine* 6 1/4, soit à peine la moitié du chiffre normal, donné par l'hémochromomètre Potain-Malassez.

*Globules rouges* : 3 340 000 par millimètre cube (au lieu de 4 500 000, chiffre normal).

*Globules blancs* : 1 p. 84 globules rouges.

L'*examen radioscopique* (aux rayons X) fait à l'aide de l'écran fluorescent, confirme l'existence d'une condensation du sommet droit.

L'état général de la malade s'améliora lentement, sous l'influence du repos et de la médication arsenicale.

Dans le courant d'avril, la pression artérielle tomba à 9 centimètres, et quinze jours plus tard la malade présentait une poussée congestive fébrile du côté du sommet droit ; cette poussée terminée, la pression remonta à 10 1/2.

Ajoutons que la *spirométrie* n'avait révélé qu'une capacité respiratoire de 2 litres ;

Et que le périmètre thoracique était de 79 centimètres 1/2, soit notablement inférieur à la demi-taille 84 centimètres.


Quelle peut être, au point de vue de la physiologie pathologique, la valeur de ces modifications dans le fonctionnement du système artériel ?

Devons-nous voir là l'indice d'une intoxication commençante de l'organisme par le bacille tuberculeux et ses produits ?

Grâce à la tuberculine de Koch — il s'agit de l'ancienne tuberculine (tristement célèbre par les mécomptes qu'elle donna au point de vue thérapeutique), soit un extrait glycériné de cultures de bacilles tuberculeux — et à l'emploi, non seulement qui en fut fait à hautes doses dans un but thérapeutique, mais à l'emploi que les vétérinaires et même quelques médecins en font encore comme moyen de diagnostic, nous savons ce que les toxines du bacille de Koch produisent sur l'appareil circulatoire, même d'un sujet sain.

Même en l'absence de la réaction — dite *caractéristique* — on observe d'une façon à peu près constante l'*abaissement de la pression artérielle* ; absolument comme dans l'observation précédente (fin), nous voyons la pression, indépendamment de son abaissement antérieur, subir un nouvel abaissement au moment d'une poussée infectieuse.

Quant aux autres caractères du pouls, ils n'ont malheureusement pas, croyons-nous, été recherchés dans les essais tentés sur l'homme, et nous sommes forcés d'avouer que nous avons trop de respect pour la vie humaine pour oser pratiquer sur l'homme des injections expérimentales dont l'innocuité est loin d'être prouvée — au contraire.

Pour ce qui est des modifications du pouls chez les animaux sous l'influence d'injections de tuberculine ou de sérum de tuberculeux, nous ne croyons pas qu'il soit possible de les étudier avec assez de précision pour en tirer des conclusions nettes : tous les moyens — de contention ou de douceur — employés pour obtenir de l'animal la tranquillité suffisante produisent sur le rythme du pouls des modifications assez considérables pour masquer absolument les résultats de l'expérience.

Mais ce que nous savons déjà de l'effet de la tuberculine sur la pression artérielle doit nous faire admettre que, sous l'influence des toxines tuberculeuses, il se produit une atonie générale du système circulatoire, et qui suffit amplement à expliquer l'abaissement de la pression artérielle.

. Ces phénomènes d'atonie de l'appareil circulatoire qui sont, en partie, des perturbations de la motricité des fibres musculaires lisses de la paroi des artères et des capillaires, sont à rapprocher d'autres phénomènes paralytiques d'un autre groupe de fibres musculaires lisses : nous voulons parler de la musculature de la paroi *vésicale*.

Nous avons fréquemment remarqué que nos chlorotiques prébacillaires, quand on les interroge au point de vue *miction*, avouent péniblement, pour cause de pudeur ou de fausse honte, des troubles bizarres : elles *vident incomplètement leur vessie*. Par exemple, telle jeune chlorotique, fanatique de bicyclette, aura ce qu'elle croira être de l'incontinence d'urine en selle : elle racontera que, bien qu'elle ait eu soin d'uriner avant le départ, elle est souvent à même de constater au bout d'une demi-heure de marche qu'elle a uriné involontairement. Il semble donc qu'il y ait un certain degré de parésie de la musculature vésicale chez les chlorotiques prébacillaires. C'est probablement un trouble paralytique d'origine toxique, de même origine par conséquent que la paralysie des vaso-moteurs (1).

Rien, à notre avis, n'empêche d'admettre que cette para-

(1) Depuis l'époque où nous écrivions ce chapitre (mai 1897), nous avons eu connaissance d'une communication de MM. O. Pasteau et Genouville à la Société de biologie (24 juillet 1897), qui confirme absolument les idées que nous avons émises. Pour ces deux auteurs, il existait une relation incontestable entre la contractilité vésicale et la tension artérielle chez les prostatiques, c'est-à-dire entre la contractilité de la couche musculaire de la vessie et l'état de la tonicité de la couche musculaire des parois artérielles.

Cette relation, que Pasteau et Genouville constatent chez les prostatiques, nos remarques nous l'avaient fait supposer chez les sujets intoxiqués par les produits du bacille tuberculeux.

lysie des vaso-moteurs ne produise en même temps les modifications du pouls que nous signalions au début de ce chapitre, et en particulier la fixité du rythme du pouls en dépit des changements de situation du sujet.

Quand un sujet passe de la situation horizontale ou assise à la station verticale, ou inversement, il passe d'abord par la phase d'accélération légère du cœur qui accompagne tout effort. (Nous avions espéré d'abord que cette phase d'accélération pourrait être évitée en faisant imprimer par des aides les déplacements nécessaires au corps du sujet, de manière à éviter à celui-ci tout mouvement actif et par suite tout effort ; mais nous avons dû y renoncer : le sujet se raidit, et les efforts musculaires auxquels il se livre inconsciemment pour « faire le mort » sont considérables.)

A cette période d'accélération passagère succède l'état d'équilibration, par proportionnement automatique au travail que le cœur a à exercer pour envoyer le sang aux extrémités (céphalique et podale).

Or ce travail du cœur varie nécessairement avec les différences des niveaux respectifs du cœur et des extrémités ; le rythme ne sera donc pas le même dans les diverses situations.

Or il semble, d'après ce qu'il nous a été donné d'observer, à Wells et à nous-même, qu'à une certaine période — *très passagère d'ailleurs* — de la phase d'invasion latente de la tuberculose pulmonaire, le rythme du pouls devienne invariable dans les différentes positions du malade.

Quel peut être le mécanisme physiologique de cette modification de la faculté d'accommodation des capillaires, coïncidant avec une atonie générale du système vasculaire (abaissement de la pression) ?

Nous avouons n'avoir pu trouver ni échafauder aucune théorie satisfaisante de ces phénomènes, en apparence peu concordants ; nous devons nous borner à constater des faits dont l'explication nous échappe jusqu'à présent.

En ce qui concerne le rythme du pouls, nous partageons absolument l'avis de Wells (de Chicago).

« Whenever the pulse-rate is found to be practically the same, whether the patient be lying, sitting or standing, the most careful scrutiny is demanded. »

Nous serons plus affirmatif encore que notre confrère américain, et, d'un grand nombre d'observations, principalement de chloro-anémiques, nous croyons pouvoir conclure que :

*Doit être considéré comme en imminence ou en période d'invasion de tuberculose tout sujet qui*, bien que ne présentant aucun signe stéthoscopique suspect, *accuse :*

1° *Un abaissement de la pression artérielle* (sauf les causes d'erreur que nous allons indiquer plus loin) ;

2° *Un pouls qui, donnant la sensation de « hurried pulse », offre exactement la même fréquence, quelle que soit la position (couchée, assise ou debout) du sujet.*

**Causes d'erreur.** — L'expérience montre que, chez un même sujet, à un même moment, la pression sanguine dans chaque artère varie avec le niveau de cette artère par rapport au reste du système artériel : une différence de hauteur de 10 à 12 centimètres entre les sièges de deux chaises, l'une haute, l'autre basse, sur lesquelles s'asseoirait successivement le sujet, suffirait à donner, à la radiale, une différence de pression de près de un centimètre de mercure.

Il importe donc, pour avoir des chiffres comparables entre eux, de prendre toujours la même artère, le sujet étant toujours dans une même situation.

Tous les chiffres que nous donnons dans nos observations ont été obtenus sur la *radiale* (droite de préférence, bien que la différence de pression entre les deux radiales soit en général inférieure à un demi-centimètre chez le sujet jeune et sans lésion artérielle); le sujet étant, soit couché horizontalement, la tête peu élevée, l'avant-bras soulevé à 5 centimètres au-dessus du plan du lit, soit debout, le coude plié à angle droit, l'avant-bras au niveau de la ceinture et horizontal : deux positions où la pression artérielle dans la radiale nous a toujours paru être à peu près identique.

On évitera une cause d'erreur fréquente chez les sujets à artères petites : ces artères fuient quelquefois sous la pression de l'ampoule de caoutchouc du sphygmomanomètre, et le doigt, ne les sentant plus, croit l'artère aplatie quand elle n'est que refoulée dans la profondeur.

Il suffit de songer à cette possibilité d'erreur pour l'éviter.

Nous venons de montrer la valeur séméiologique que nous attribuons à l'abaissement de la pression artérielle. Pour conserver à ce signe toute sa valeur, il faut tenir compte de toutes les causes qui peuvent, indépendamment de la tuberculisation ou concurremment à elle, modifier en plus ou en moins la pression artérielle. Rappelons donc brièvement, avec des exemples à l'appui, les principales causes d'hypertension ou d'hypotension artérielle qui peuvent induire en erreur chez les sujets suspects de tuberculisation commençante.

**Hypertension.** — Nous n'avons pas à faire ici l'histoire des néphrites chez les tuberculeux.

Nous rappellerons que :

1° La tuberculose peut apparaître chez un individu atteint antérieurement de néphrite, et dans le cas qui nous intéresse particulièrement, de néphrite interstitielle, c'est-à-dire d'une affection qui élève considérablement la pression artérielle, comme l'a démontré M. Potain.

2° Les tuberculeux peuvent, aux différentes périodes de leur maladie, faire de la néphrite secondaire (peut-être même

pourraient-ils faire de la néphrite tuberculeuse primitive ?).
Dans un remarquable travail paru dans la *Revue de la 'tuberculose* de cette année, notre ami le D^r Plicque a bien étudié
les différentes formes de ces néphrites tuberculeuses. Un
travail sur le même sujet a été fait par un, élève du professeur Straus, actuellement chef de clinique de cette Faculté,
M. J.-P. Teissier.

Parmi ces formes de néphrites tuberculeuses, il en est une
qui peut amener de l'hypertension artérielle, c'est une
variété de néphrite interstitielle, qui peut produire toute la
symptomatologie, et même les complications (urémie, etc.)
de la néphrite interstitielle ordinaire des artério-scléreux.

La *glycosurie*, rare chez les tuberculeux, mais qui peut
cependant coïncider avec la tuberculose, surtout quand la
tuberculose survient comme complication (très aggravante),
est encore une cause *d'hypertension* artérielle, qui peut
compenser et masquer complètement l'hypotension due à la
tuberculose.

Nous résumons ci-dessous, à titre d'exemple, l'observation
d'une malade du service, atteinte de chloro-anémie tuberculeuse, chez laquelle l'hypotension était compensée, et au delà,
puisque la pression artérielle était supérieure à la normale.

### Observation V (Personnelle).

Fi... (Suzanne), *34 ans, demoiselle de magasin, traitée dans le service
de M. le professeur Potain, du 9 mars au 9 mai 1897.*

*Antécédents héréditaires.* — Un frère mort en bas âge, probablement
de méningite tuberculeuse.

Une sœur, âgée de 24 ans, ancienne anémique et hystérique (nous
avons eu l'occasion de voir cette sœur, qui, actuellement guérie de son
anémie, ne présente aucun soupçon de tuberculose).

Rougeole et *variole* dans l'enfance.

Réglée à 13 ans, bien réglée jusqu'à son arrivée à Paris, à l'âge de
28 ans, très irrégulièrement depuis; dernières règles en août (soit
sept mois avant son entrée à l'hôpital) et cependant aucun soupçon de
grossesse.

Depuis près d'un an, dyspnée d'effort, palpitations, amaigrissement ; *œdème malléolaire* vespéral ; *pollakiurie* nocturne ; signe du doigt mort, cryesthésie.

*A son entrée*. — Faciès pâle, très pâle, à reflets jaunes ; peu de souffles jugulaires ; cheveux roux (vénitien).

*Température*. — Normale le matin ; atteignant souvent de 37°,6 à 38° (axillaire) le soir ; dépassant quelquefois 38°,2 (le soir).

*Poids*. — 43$^{kil}$,500.

*Pression artérielle*. — 19 centimètres de mercure (oscille pendant le séjour entre 19 et 17).

*Pouls*. — 88 debout, 88 couchée.

*Urine*. — Petite quantité d'albumine (1/2 gramme par litre).

Il y avait donc désaccord : l'apparition tardive (vingt-huit ans) de la chlorose, le faciès, les caractères du pouls, la faiblesse des souffles jugulaires, indiquaient une infection tuberculeuse sous-jacente. Les « petits signes » (cryesthésie, œdèmes, doigt mort) et l'albuminurie indiquaient un « chloro-brightisme » du professeur Dieulafoy.

Quant à la pression artérielle, elle était bien élevée pour un sujet sain, trop élevée pour une tuberculeuse, mais *trop basse pour une chloro-brightique*.

Y avait-il compensation entre l'élévation qu'aurait dû produire la néphrite et l'abaissement que devait produire la tuberculose? Évidemment, car l'auscultation d'une part, et surtout la radiographie de l'autre, nous prouvèrent, quelques semaines après l'entrée de la malade, qu'elle commençait bien une tuberculose.

A la fin mars, M. Potain notait dans la fosse sus-épineuse gauche de la submatité, de l'élévation de la tonalité et de la rudesse inspiratoire ; et, à la même époque, l'examen radioscopique et une radiographie faite par M. Serbanesco révélaient une diminution de transparence du sommet gauche aux rayons X.

D'ailleurs, un examen du sang, fait en partie double, et avec concordance absolue des résultats, par M. Teissier et par moi, confirme l'existence d'une chlorose tuberculeuse :

Hémoglobine.......... 5 (au lieu de 12,5).
Globules rouges....... 2 340 000 (au lieu de 4 millions 1/2).
Globules blancs........ 1 pour 19 globules rouges.

Il est une autre cause d'élévation accidentelle de la pression chez les tuberculeuses, élévation qui peut contre-balancer — et au delà — l'abaissement dû à l'infection bacillaire : nous voulons parler de certaines complications fébriles et des affections fébriles intercurrentes. Dans toute infection fébrile interviennent deux facteurs ayant sur la pression artérielle un effet contraire :

L'élément *infection* tend à abaisser la pression : l'élément *fièvre* tend à l'élever. Selon que l'un ou l'autre de ces deux facteurs est prépondérant, la résultante sera un abaissement ou une élévation de la pression. Citons comme exemple la *pneumonie* : la pression artérielle est le plus souvent élevée, mais elle est aussi quelquefois normale (par compensation) ou abaissée, quand l'élément infectieux l'emporte sur l'élément fébrile. Une pneumonie survenant chez un bacillaire pourra produire une élévation passagère de la pression artérielle. Il y a plus : une poussée fébrile due à la bacillose elle-même pourra être accompagnée, au moment de l'acmé fébrile, d'une élévation — très passagère, il est vrai — de la pression. — Nous avons vu que ces poussées fébriles, consécutives à une poussée d'infection, peuvent être précédées d'un abaissement considérable sous l'influence de cette dernière.

**Hypotension.** — La pression artérielle peut être abaissée chez les chlorotiques — nous ne nous occupons ici que de cette classe de malades — par des perturbations du système vasculaire absolument étrangères à la tuberculose.

On sait combien la dyspepsie est fréquente chez les anémiques, qu'elle soit effet ou cause (comme le voulait Beau) de l'anémie, ou qu'il y ait là simple coïncidence, ce que nous ne pensons pas.

M. Potain a depuis longtemps démontré le retentissement que les troubles dyspeptiques peuvent avoir sur le cœur droit, par l'intermédiaire du système vaso-moteur pulmo-

naire (spasme réflexe des artérioles pulmonaires, d'où hypertension de l'artère pulmonaire et dilatation consécutive du
cœur droit). Or, s'il y a spasme des capillaires pulmonaires,
il y aura diminution de l'afflux sanguin dans les veines pulmonaires, dans l'oreillette gauche, par suite diminution des
ondées sanguines qui repartiront du cœur gauche. En même
temps, les deux ventricules étant solidaires, toute cause d'affai-
blissement et de ralentissement de la contraction de l'un aura
les mêmes effets sur l'autre.

Conséquence fatale des deux ordres de causes : affaiblisse-
ment de l'impulsion donnée par le ventricule gauche au jet
sanguin à son départ dans l'aorte, et par suite abaissement
de la pression artérielle maxima (celle que donne le sphygmomanomètre).

On s'explique ainsi que chez les dyspeptiques la pression
artérielle puisse s'abaisser, et que, particulièrement dans
les moments où le réflexe à point de départ gastrique atteint
son maximum d'intensité, c'est-à-dire au moment de la digestion stomacale, cet abaissement de la pression artérielle
puisse être assez considérable pour tomber au niveau
(12 centimètres et au-dessous) ordinairement considéré
comme caractéristique de la tuberculose.

Nous résumons ci-dessous les observations de deux malades
chloro-anémiques pures (ainsi que le démontre particulièrement l'abaissement énorme de la valeur globulaire chez
l'une d'elles), présentant une dilatation du cœur droit d'origine gastrique et un abaissement de la pression artérielle
manifestement due à cette dilatation, car la pression baissait
encore plus pendant les périodes de digestion, quand la
dilatation cardiaque était poussée au maximum. A aucun
moment, ces malades n'ont présenté le moindre signe suspect
de tuberculose.

Il y a encore une autre cause d'erreur sur laquelle il me
suffit d'appeler l'attention. L'acte génital amène un abais-

sement de la pression artérielle, comme toute cause d'épuisement.

### Observation VI.

R... (CHARLOTTE), *21 ans, modiste, Parisienne, traitée dans le service de M. Potain en janvier 1896.*

(Antécédents héréditaires : nuls au point de vue tuberculose), très sujette aux épistaxis et aux migraines dans son enfance.

Réglée à 15 ans, bien réglée jusqu'en août 1895 ; très irrégulièrement depuis cette époque, où elle commença à éprouver des troubles anémiques (vertiges au lever, pâleur, dyspnée d'effort, etc.).

La malade ne se plaint pas de gastralgie, mais de somnolences invincibles et d'oppression après les repas.

Cet état avait d'ailleurs été amélioré par le régime lacté pendant un séjour d'une quinzaine qu'elle fit dans le service de M. Moutard-Martin à la fin de 1895.

Ces phénomènes de somnolence et d'oppression semblent donc bien être d'origine gastrique, et en effet la malade présente une dilatation des cavités droites du cœur (l'oreillette droite déborde le sternum de près de 1 centimètre, la pointe est, à jeun, à 3 centimètres 1/2 en dehors de la verticale mamelonnaire ; surface de la matité précordiale : 105 centimètres carrés).

La malade est d'ailleurs nettement chlorotique, comme le démontrent la pâleur des téguments (pâleur à reflets verdâtres), les souffles jugulaires intenses, et l'examen du sang :

Globules rouges : 3 150 000 à 3 225 000.
Hémoglobine : 4 (au lieu de 12 1/2 à 15).

Donc : diminution des globules et surtout diminution énorme de la valeur globulaire.

La *pression artérielle*, à l'examen fait à jeun, est de *14*, donc abaissée ; mais cet abaissement est bien sous l'influence de la dilatation cardiaque d'origine gastrique, car, examinant la malade le soir où, après un repas assez indigeste, elle était oppressée, avec ballonnement épigastrique, rougeur des pommettes et dilatation assez considérable du cœur droit, nous trouvâmes la pression artérielle tombée à *10* centimètres ; le lendemain matin, à jeun, elle était remontée à 14. Les mêmes phénomènes se reproduisirent plusieurs fois pendant le séjour de la malade dans le service.

PAPILLON. — Tuberc. Pulmonaire.                    4

### Observation VII.

VA... (MARIE), *22 ans, domestique, originaire du Cantal, à Paris depuis 3 ans, traitée dans le service de M. Potain en février et mars 1897.*

*Antécédents héréditaires.* — Nuls au point de vue tuberculose, mais la mère, ancienne chlorotique, est très polysarcique.

Fièvre typhoïde à 7 ans.

Réglée à 15 ans, assez régulièrement réglée, ni enfants ni fausses couches.

Depuis 2 ans (à l'âge de 20 ans) pâleur des téguments, qui a augmenté progressivement; somnolence et oppression après les repas.

Cette observation se rapproche beaucoup de la précédente. Ici aussi, la *pression artérielle*, le matin, est de 14 centimètres, avec une dilatation modérée du cœur droit. Mais très souvent, le soir, un quart d'heure à une demi-heure après le dîner, il apparaît de l'oppression. la pointe du cœur se trouve reportée à 4 et 5 centimètres en dehors, et la pression artérielle tombe à 11 ou 10, pour remonter le lendemain à 14.

A la sortie de la malade (dont le poids avait augmenté de 4 kilos 1/2 en 6 semaines de séjour à l'hôpital), la pression à jeun était montée à 15 1/2, et les repas ne la faisaient plus tomber qu'à 13 1/2.

Voilà donc deux cas où l'abaissement de la pression artérielle aurait pu faire considérer comme suspectes des chloroses qui n'étaient que des chloroses vraies avec dyspepsie à retentissement cardiaque.

Enfin, il ne faut pas oublier que la recherche de la pression artérielle, pour avoir une valeur diagnostique, doit être faite en dehors de tout état fébrile ou infectieux : beaucoup d'infections, surtout les infections à point de départ intestinal, produisent un abaissement momentané de la pression artérielle : administrons à une malade très constipée un purgatif, agitons ainsi, en quelque sorte, l'amas stercoral accumulé dans le gros intestin, et nous verrons souvent survenir des phénomènes légers d'intoxication passagère (intoxication qui pourrait, exceptionnellement, chez quelques sujets, s'accompagner d'une symptomatologie parfois assez alarmante pour un entourage non prévenu). Quelquefois il y a mouvement fébrile et abaissement momentané de la pression artérielle.

Ces modifications de l'appareil circulatoire (abaissement de la pression artérielle, caractères spéciaux du pouls) semblent si bien être dues à l'infection bacillaire, qu'elles peuvent disparaître quand l'infection bacillaire a cessé. Nous pourrions en citer de nombreux exemples ; nous nous bornerons à résumer une observation recueillie tout récemment dans le service de M. le professeur Potain.

### Observation VIII.

Jo... (MARGUERITE), *17 ans, entrée dans le service de M. le professeur Potain, salle Piorry, lit n° 27, le 9 mars 1897.*

Pas d'antécédents héréditaires bacillaires, si ce n'est que le père serait mort assez jeune, après 4 à 5 mois de maladie.

Maladive depuis l'enfance, l'enfant n'est pas encore réglée, et ne présente d'ailleurs aucun signe de puberté : le corps est resté infantile d'aspect.

Elle aurait eu une fluxion de poitrine vers l'âge de 7 ans et aurait toujours toussé depuis. Trois séjours à l'hôpital des Enfants-Malades, où elle fut toujours considérée comme tuberculeuse. L'enfant vient de faire un séjour de près de deux ans à l'asile de Villepinte, sans amélioration de l'état général ; la mère de l'enfant prétend même que cet état serait plus mauvais et l'enfant plus maigre qu'avant le séjour à Villepinte. L'enfant peut à peine marcher, tant sa faiblesse est grande. — Vertiges, nausées, céphalalgies continuelles, transpirations nocturnes abondantes. Pas d'expectorations actuellement (la recherche des bacilles n'a donc pu être faite) — il y aurait eu quelques hémoptysies quelques jours avant l'entrée à l'hôpital.

Le soir de l'entrée, la pression artérielle est trouvée de 12 centimètres de mercure.

Le lendemain, 10 mars, M. Potain constate les signes suivants :
« Pression artérielle 11 1/2.

« Fosse sus-épineuse gauche : élévation de tonalité, souffle lointain ; quelques craquements humides. Sous la clavicule gauche (traces d'un cautère appliqué un an auparavant), dépression de la paroi ; matité des deux premiers espaces intercostaux ; craquements secs ; *râle et souffle caverneux* — retentissement cavitaire de la voix et de la toux.

« Le reste des deux poumons paraît sain.

« Le poids de la malade est de 37$^{kil}$,500. »

Le 23 mars, le diagnostic de caverne et la localisation de la lésion étaient nettement confirmés par l'examen fait aux rayons Rœntgen. A l'écran fluorescent, nous constatons, au niveau des deux premiers espaces intercostaux, près de la verticale passant par l'extrémité interne de la clavicule, une tache opaque présentant un peu plus des dimensions d'une pièce de 5 francs.

Le repos, l'alimentation et les apéritifs (noix vomique) constituèrent l'unique traitement.

Le 26 mars, la malade pesait 41$^{kil}$,500 (soit une augmentation de 4 kilos en 15 jours). Elle commençait à marcher, à aller au jardin sans fatigue et même à aider les infirmières. La pression artérielle était montée à 14 centimètres 1/2 de mercure.

Le 1$^{er}$ mai, l'état général est excellent : la malade marche et court toute la journée ; elle pèse 43$^{kil}$,500, soit 6 kilogrammes de plus qu'à son entrée ; la pression artérielle est de 15 1/2. Le pouls est calme, normal, avec une différence de 8 pulsations entre la station debout et la position horizontale.

Il nous a très souvent été donné de pouvoir constater, chez des tuberculeux chroniques présentant des poussées aiguës, que ces poussées s'accompagnaient d'une chute brusque de la pression : la pression, qui était en temps ordinaire de 12 à 13, tombait alors à 10, 8, 7 centimètres même, pour remonter à 12 quand la poussée était terminée. Il semble donc bien que l'abaissement de la pression soit dû à l'infection par les toxines bacillaires.

On pourrait se demander si, chez les individus en imminence de tuberculose, cette modification indique une infection déjà commençante ou seulement une période de prédisposition de l'organisme. Cette dernière hypothèse doit être rejetée, à notre avis, car nous avons observé des sujets hérédo-tuberculeux, atteints d'une anémie que leurs antécédents héréditaires faisaient considérer comme suspecte, mais qui n'avaient en réalité qu'une anémie vraie : leur pression artérielle était normale. En voici un exemple que nous avons observé chez l'homme :

### Observation IX.

Dé... (Fernand), *27 ans, employé de bureau, Tourangeau, traité dans le service de M. Potain du 1 au 20 avril 1897.*

Antécédents héréditaires : Père mort tuberculeux ; sur onze frères et sœurs, sept sont morts en bas âge, dont au moins un de méningite ; trois autres sœurs sont anémiques.

A toujours été considéré comme chétif dans son enfance. Réformé du service militaire comme anémique suspect et pour conformation thoracique vicieuse.

Syphilis à 24 ans.

Entré à l'hôpital pour des phénomènes d'anémie (vertiges au lever, palpitations, pâleur) qu'explique suffisamment sa mauvaise hygiène d'employé de bureau ; de plus, syphilitique et grand fumeur.

Souffles jugulaires intenses.

Souffles cardio-pulmonaires multiples.

A l'examen pulmonaire : on constate une légère différence de tonalité et de sonorité à la percussion du sommet droit en avant ; mais ces modifications sont dues à la conformation vicieuse du thorax : au niveau suspect, la 1ʳᵉ et la 2ᵉ côte sont *angulaires*, déformées, ce qui suffit à expliquer la différence de résonance entre les deux côtés du thorax à ce niveau. D'ailleurs le murmure vésiculaire est absolument normal ; pas de différence appréciable entre les deux côtés du thorax à la transonance thoracique ; enfin la pression artérielle est normale (elle oscilla pendant le séjour du malade entre 16 et 16 1/2) ; le pouls présentait une différence normale de rythme entre les différentes positions du malade (le 6 avril : *pouls* : 80 debout, 88 couché).

Le malade a été revu une fois depuis son départ du service : il ne présentait encore aucun signe suspect de bacillose.

Voilà donc un sujet qui avait toutes les conditions imaginables pour être un prédisposé à la tuberculose et qui sera peut-être un jour tuberculeux, mais qui, au moment où nous l'avons examiné, avait une *anémie vraie*. Il rentre dans la première catégorie de M. Hayem : celles des rejetons de tuberculeux qui font de l'anémie franche pure.

# EXAMEN CLINIQUE DU SANG
## AU DÉBUT DE LA TUBERCULOSE

Il est de notion classique que dans la chlorose vraie, il y a non seulement diminution du nombre des globules rouges, mais aussi diminution de la quantité d'hémoglobine, c'est-à-dire, pour employer l'expression classique depuis M. Hayem, abaissement de la *valeur globulaire*. M. Luzet a bien synthétisé les idées de M. Hayem à ce sujet, en classant les chloroses pures en trois degrés, selon que la valeur globulaire est diminuée du quart, du tiers ou de la moitié. Ces résultats concordent d'ailleurs avec ceux de la mensuration des globules, qui sont diminués de volume.

Enfin le nombre et les qualités des globules blancs seraient à peu près les mêmes que dans le sang du sujet sain.

En est-il de même dans la chloro-anémie symptomatique de la tuberculisation au début ? C'est avec surprise que nous avons lu dans une thèse faite en 1888 sur les « rapports de la chlorose avec la tuberculose » que l'hématologie d'une chlorotique tuberculeuse et d'une chlorotique simple « n'est pas fondamentalement différente ».

La donnée actuellement classique est celle que Malassez a démontrée, à savoir que dans l'anémie tuberculeuse il peut y avoir diminution du nombre des globules, mais non pas de leur valeur globulaire : la diminution de l'hémoglobine est proportionnelle à celle des globules rouges (ou à peu près).

Enfin l'*hyperleucocytose* (augmentation du nombre des globules blancs) qui manque dans la chlorose vraie, est la règle dans la chlorose tuberculeuse.

Dès 1887, M. Jaccoud (1) avait confirmé la théorie de M. Malassez : « Le chiffre de l'hémoglobine dans la chlorose vraie tombe à 7 et 4 p. 100, tandis qu'il ne s'abaisse pas au-dessous de 9 p. 100 dans la chloro-anémie tuberculeuse. »

Il semble pourtant que quelques auteurs aient été plus frappés de la diminution de l'hémoglobine que de celle de la quantité des globules rouges. Tels MM. Quinquaud et Hénocque, dont les procédés de recherches ne sont pas du domaine du clinicien.

Au Congrès de l'Association française pour l'avancement des sciences de 1889, Quinquaud avait signalé l'abaissement de la capacité respiratoire du sang chez les tuberculeux, capa-cité qui va en diminuant à mesure des progrès de l'infection; malheureusement ce procédé de diagnostic n'est pas à la portée de tous les praticiens.

Deux ans plus tard, en 1891, Hénocque présentait au Congrès de la tuberculose un Mémoire sur *les applications de l'ana-lyse spectroscopique du sang à l'étude de la tuberculose* ; étudiant : 1° les variations de l'oxyhémoglobine du sang, 2° la durée de la réduction de cette oxyhémoglobine, il con-cluait que *l'anémie tuberculeuse est caractérisée par la dimi-nution de l'oxyhémoglobine*.

Ce n'est encore malheureusement là qu'un procédé peu praticable en clinique courante, à cause des multiples causes d'erreur qui peuvent se glisser dans l'examen, en particulier en ce qui est relatif à la durée de la réduction de l'oxyhémoglobine.

A l'étranger, nous trouvons beaucoup de travaux sur ce sujet. Rien que dans le cours des quinze dernières années :

_______________

(1) Jaccoud, Cliniques de la Pitié, 1887.

Dès 1882, Fonoglio (1), à l'aide du chromocytomètre de Bizzozero, constatait la diminution de l'hémoglobine dans la « Lungenphtise ».

En 1883, Laache (2) signalait les modifications survenues dans la composition du sang dans l'anémie tuberculeuse :

Le nombre des globules rouges est diminué de 12 p. 100 en moy.
La quantité de l'hémoglobine est diminuée de 29 p. 100 en moy.

En 1886, Laker (3) comparait, au point de vue de la diminution de l'hémoglobine, les ostéopathies tuberculeuses aux ostéopathies cancéreuses : dans la tuberculose, l'hémoglobine serait diminuée de 50 à 60 p. 100 ; dans le cancer, de 65 à 80 p. 100.

D'après Engelsen (4), la diminution de l'hémoglobine dans l'anémie tuberculeuse serait 2,7 fois plus considérable que la diminution du nombre des globules.

Dans une thèse soutenue devant la Faculté de Dorpat, Neubert (5) évaluait l'abaissement de l'hémoglobine dans le sang des tuberculeux ainsi : la quantité tomberait en *moyenne* à 73 p. 100 chez la femme et à 85 p. 100 (de la quantité normale) chez l'homme.

Cet abaissement, ainsi que la diminution du nombre de globules, pourrait être compensé par la concentration du sang résultant de sueurs abondantes : d'où erreur dans les conclusions tirées de l'examen.

Mais dans tous ces travaux, ainsi que dans beaucoup d'autres qu'il est inutile de citer, les auteurs n'ont pas

(1) Fonoglio, *OEsterreich. med. Jahrbuch.*, 1882, p. 635.
(2) Laache, Die Anämie, 1883.
(3) Laker, Bestimmungen über die Hœmoglobingehalt des Blutes mittelst des v. Fleischl'schen Hämometers (*Wiener med. Wochenschrift*, 1886, nᵒˢ 18, 19, 25, 28).
(4) Engelsen, Thèse de Copenhague, 1884.
(5) Neubert, Untersuchungen des Blutes bei der Phtisie pulmonaris (Dorpat, thèse).

distingué les différentes périodes de la tuberculose, il ne s'agit que de moyennes *globales*. La même observation peut être faite à propos d'une thèse soutenue à Berne en 1892 par Mlle Sophie Scholkoff, sur la diminution de la densité du sang dans l'anémie tuberculeuse.

En revanche, dans un travail de O. Strauer (1), fait dans la clinique de Gerhardt, de Berlin, les cas sont classés en différentes catégories, selon le degré de l'affection ; sur les 38 cas, nous en trouvons 4 sous la rubrique « au début, sans fièvre et sans cavernes », et l'une (la quatrième) se rapporte à un malade ayant déjà des craquements.

Nous résumons ci-dessous les 3 observations qui se rapportent à notre sujet :

| | | Date (98). | Glob. rouges, | Glob. blancs. | Densité. | Observations. |
|---|---|---|---|---|---|---|
| 1) Ann. W., 24 ans | 1er exam. | 18 mai. | 4.200.000 | 6.000 | 1050 | |
| | 2e exam. | 23 sept. | 4.243.000 | 11.000 | 1052 | à ce 2e exam., qques craquements secs. |
| 2) Carl G., 28 ans. | | 20 juillet. | 2.700.000 | Chiffre norm. | ? | en période d'hemoptysie. |
| 3) Lin. | | 9 sept. | 5.100.000 | 4.000 | ? | qques jours plus tard, eut une hémoptysie. |

La dernière de ces trois observations doit également être mise à part : cette hyperglobulie préhémoptysique rentre dans le cadre d'un travail que nous devons publier prochainement sur ce sujet.

Dans les deux autres, nous remarquons une hyperleucocytose notable : dans l'observation 2, le chiffre des globules blancs est « normal » ; il eût dû être très inférieur à la normale si la proportion avec les globules rouges avait été conservée.

L'EXAMEN BACTÉRIOLOGIQUE DU SANG peut-il fournir un signe de diagnostic et de pronostic d'une tuberculisation en voie d'invasion ? On l'a dit et soutenu : Piogey, Aubeau, etc. —

(1) O. STRAUER, Systematische Blutuntersuchungen bei Schwindsüchtigen und Krebskranken (*Zeitschrift f. klin. Med.*, Berlin, 1894, p. 295-313).

pour ne citer que des auteurs français contemporains — ont voulu établir le diagnostic précoce de la tuberculose par l'examen bactériologique du sang. Il y aurait sans doute là un indice précieux de généralisation bacillaire par la voie sanguine, comme dans beaucoup de granulies ; mais il y a loin de là à un diagnostic *précoce* comme nous l'entendons.

### Congestions pulmonaires palustres.

Il est un autre élément que peut donner l'examen microscopique du sang ; chez une certaine variété d'anémiques à congestions pulmonaires, on peut constater l'existence, soit de l'hématozoaire de Laveran, soit plus fréquemment (si on observe en dehors de toute période d'accès) des amas de pigments à peu près caractéristiques. Ceci fournit un moyen précieux — mais non constant — de diagnostic étiologique pour les *congestions pulmonaires d'origine palustre*.

Malheureusement, comme l'a fait observer le professeur de Brun (de Beyrouth), c'est très souvent chez des sujets n'ayant jamais eu d'autres manifestations palustres que s'observent ces congestions pulmonaires qui, quand elles siègent au sommet, chez un sujet anémié, peuvent donner lieu à quelques hésitations de diagnostic.

L'hypertrophie de la rate, en général moins considérable que chez les sujets à accès fébriles vrais, existe cependant ; — mais n'oublions pas que dans la tuberculose la mégalosplénie est relativement assez fréquente, même au début.

C'est dans ces cas que le diagnostic trouvera des adjuvants précieux dans les signes que nous avons étudiés ici : *habitus externe, pression artérielle.*

# CHLORO-ANÉMIES SYMPTOMATIQUES
## DE TUBERCULOSES EXTRAPULMONAIRES

Nous ne dirons que quelques mots des chloroses symptomatiques de tuberculoses situées en dehors du poumon : ce serait sortir de notre sujet.

Nous ne croyons cependant pas pouvoir nous abstenir de mentionner les tuberculoses *péritonéale*, *ganglionnaire* et même *pleurale* comme pouvant ne donner, à première vue, que la symptomatologie d'une chlorose.

I. TUBERCULOSE PÉRITONÉALE. — Nous n'avons malheureusement pas pu retrouver l'observation d'une malade que nous avions vue pour la première fois à la Charité, dans le service de notre regretté maître Desnos, en 1892. Cette malade avait été considérée comme chloro-anémique, mais elle présentait un faciès plus jaune que vert, avec des malaises abdominaux sur la nature desquels on n'avait pu se prononcer ; mais M. Desnos avait dit à demi-voix : « Elle m'a l'air d'une candidate à la péritonite tuberculeuse ! » Quelques mois plus tard, nous retrouvions cette malade dans le service de M. Potain — toujours chloro-anémique, mais présentant un léger degré de météorisme ; par moments, dans les grandes inspirations, on percevait à la palpation une vague crépitation neigeuse sous la paroi abdominale. A la fin de son séjour dans le service, on put, par le toucher vaginal, percevoir l'existence d'un peu de liquide dans les culs-de-sac péritonéaux péri-utérins.

Enfin, à la fin de 1894, nous retrouvâmes cette malade à Lourcine, où elle était entrée pour des accidents syphilitiques récents dans le service de M. de Beurmann; elle avait une ascite assez considérable, et un peu de pleurésie aux bases : le diagnostic de péritonite tuberculeuse se vérifiait ; il fut confirmé peu de temps après par l'autopsie.

M. Potain raconte dans ses *Cliniques* l'histoire d'une jeune Américaine, *chlorotique*, dont le ventre volumineux avait exercé la sagacité de plusieurs médecins : les uns diagnostiquaient grossesse, les autres hystérie. Mais M. Potain ayant constaté un peu d'ascite, conclut à une péritonite tuberculeuse; quelques mois plus tard la malade succombait en effet avec les signes de cette affection.

II. Tuberculose ganglionnaire. — Nous ne rappellerons ici que pour mémoire les nombreux travaux sur les adénopathies symptomatologiques de la tuberculose. Tout le monde connaît la *micropolyadénopathie* de M. Legroux, que M. Grancher a proposé de nommer *adénopathie périphérique généralisée*. Cette lésion, dont la constatation facilite le diagnostic de la tuberculisation chez l'enfant, n'a plus la même valeur chez l'adulte. Rappelons cependant en passant que la constatation chez une chlorotique suspecte de « glandes strumeuses », autrement dit de ganglions « scrofuleux » sera en faveur de l'hypothèse de chlorose suspecte.

La tuberculisation pulmonaire peut être — et plus souvent qu'on ne le suppose — précédée d'infection des ganglions bronchiques, comme si les premiers bacilles pénétrant dans une effraction de la muqueuse des voies respiratoires étaient tombés dans un lymphatique qui les aurait entraînés vers les ganglions correspondants.

Duplay et Robin, Forget, Schœffel, Richet, Piorry, Tauchon, Daga, avaient déjà attiré depuis longtemps l'attention sur les adénopathies bronchiques du début de la tuberculose. M. Lereboullet fit, en 1874, sur ce sujet une monographie qui est restée classique.

(En 1894, Verneuil attira l'attention sur la tuberculisation ganglionnaire débutant par le ganglion axillaire enflammé par la vaccination.)

Mais jusqu'à présent, croyons-nous, on ne diagnostiquait l'adénopathie tuberculeuse primitive qu'à une période assez avancée, quand elle attirait l'attention par son volume et ses conséquences mécaniques.

Nous avons eu, au commencement de cette année, l'occasion d'examiner dans le service de M. Potain une jeune fille qui aurait pu être considérée comme chlorotique pure, si la faiblesse de la pression artérielle n'avait éveillé l'attention. On soupçonnait une infection bacillaire, mais on n'en trouvait pas le siège, quand l'examen radioscopique (aux rayons Rœntgen) nous révéla ce siège : dans les ganglions péri-bronchiques.

Voici un court résumé de cette observation.

### Observation X.

S... (Marguerite), *16 ans, lingère, traitée dans le service de M. Potain en mars et avril 1897.*

(Antécédents héréditaires : Un frère mort en bas âge, probablement de méningite.)

Pas de maladies antérieures.

Réglée à 15 ans, aménorrhée de janvier à avril 1897.

Faciès pâle depuis longtemps ; très pâle depuis un mois, pâleur jaunâtre.

Vertiges au lever, palpitations.

Pas de toux, pas d'amaigrissement.

*Jugulaires.* — Souffle continu, mais faible.

*Poumons.* — Absolument rien d'anormal à la percussion, ni à l'auscultation.

*Cœur.* — Léger souffle cardio-pulmonaire.

*Apyrexie.* — Pression artérielle : 11 à la contre-visite le soir de l'entrée, 9 à la visite du lendemain.

Pendant tout le reste du séjour, la pression oscille entre 8 1/2 et 11 centimètres de mercure.

Le 23 mars, la malade est examinée par MM. Papillon et Serbanesco à l'écran fluorescent. Les sommets sont clairs, mais on remarque au niveau des 2° et 3° espaces gauches, près du médiastin, une tache sombre, ovalaire, de 3 centimètres sur 1 à 2 centimètres, à grand axe oblique en bas et en dehors.

Le 5 avril, l'examen radioscopique est pratiqué de nouveau, en présence de M. Potain, et donne exactement les mêmes résultats.

La seule hypothèse à laquelle on paraisse pouvoir s'arrêter est celle de ganglions volumineux.

Quelle pouvait être la nature de cette adénopathie? tuberculeuse évidemment, et cela expliquait l'abaissement de la pression artérielle.

Cette malade a été revue une fois depuis son départ du service; la pression artérielle était à 10, et le sommet gauche commençait à présenter une légère modification à la transonance : l'infection tuberculeuse commençait à envahir le sommet du poumon.

III. Tuberculose pleurale. — Ici nous tombons dans le domaine classique; nous avons, dans un chapitre antérieur de ce travail, rappelé les travaux de M. Grancher, ses *schémas* bien connus.

Cependant, il nous a été donné tout récemment d'observer un cas de tuberculose débutante chez une malade, dont nous résumons l'observation en une courte note :

### Observation XI.

V... (Madeleine), *30 ans.*

Plus d'un an auparavant, avait été traitée dans le service pour une pleurésie gauche avec épanchement. A cette époque, d'après l'observation prise par mon collègue Nobécourt, on n'avait observé au sommet gauche qu'un skodisme très prononcé. Il est probable que ce skodisme avait masqué le *schéma n° 2* de M. Grancher;

la pleurésie avait donc été considérée comme non tuberculeuse. Et la malade revint dans le service en mars 1897, ayant eu récemment des hémoptysies, ayant beaucoup maigri, et présentant des signes nets de condensation du sommet gauche. Mais en relisant l'ancienne observation, je fus frappé du chiffre de la pression artérielle : 11 le 27 novembre 1896, 10 1/2 le 9 décembre : la tuberculisation remontait certainement à cette époque, bien qu'elle n'eût été décelée par aucun signe stéthoscopique.

Il n'y a donc pas que la tuberculisation pulmonaire qui puisse, dès ses débuts, produire des modifications de l'appareil circulatoire, modifications qui peuvent suffire à déceler son apparition ; et ainsi surgit la haute importance clinique de l'*abaissement de la pression artérielle*.

Nous passons sous silence tout ce qui est relatif aux tuberculoses chirurgicales. Nous n'avons pas suffisamment d'observations pour nous prononcer.

## ASSOCIATION ACCIDENTELLE DE LA TUBERCULOSE
## AVEC LA CHLOROSE VRAIE

Une chlorotique vraie peut-elle devenir tuberculeuse ? ou bien y a-t-il antagonisme entre les deux affections ?

Pidoux, G. Sée, Hérard, Cornil et Hanot ont admis cet antagonisme.

Nous avons vu (page 23), dans le chapitre *Antécédents héréditaires*, que M. Hayem considère la tuberculose comme très rare chez les chlorotiques vraies, même issues de souche tuberculeuse : sur 40 cas de chlorose franche suivis pendant plusieurs années, il n'aurait observé que deux tuberculisations tardives, et toutes deux à marche lente.

M. Potain, se basant sur de nombreux cas observés dans sa clientèle et à l'hôpital, n'admet pas cet antagonisme : la chlorotique peut se tuberculiser ; et l'état chlorotique antérieur assombrit le pronostic : et l'on sait l'influence néfaste qu'a trop souvent sur la tuberculose le traitement antianémique par excellence : le traitement ferrugineux. Aussi est-ce chez ces malades que M. Potain préconise la substitution au fer de l'arsenic et du manganèse, disant avec Trousseau que « ces chloroses-là sont de celles qu'il ne faut pas trop chercher à guérir ».

Ce qu'il faut à ces chlorotiques en voie de tuberculisation, c'est le *repos à l'air libre* et l'*alimentation*. C'est à ces malades-là que les *Sanatória* peuvent être appelés à rendre les plus grands services.

L'observation XX (page **72**) nous offre un bel exemple de tuberculisation chez une chlorotique, tuberculisation que nous avions pu *prédire plus d'un mois à l'avance*, d'après les signes rationnels observés : abaissement de la pression artérielle, caractère du pouls, corpulence, capacité respiratoire et périmètre thoracique.

L'examen du sang indiquait bien une *chlorose vraie ;* mais *les cinq signes rationnels* nous firent diagnostiquer une tuberculisation imminente, tuberculisation qui se révéla six semaines plus tard.

# OBSERVATIONS HORS TEXTE

(TRÈS RÉSUMÉES)

*Les observations I à XI sont intercalées dans les chapitres auxquels elles se rapportent.*

Le nombre des malades dont nous avons recueilli les observations et que nous avons suivis s'élève à 245. C'est sur ce chiffre élevé d'observations que s'appuient les résultats de nos recherches. La plupart de ces observations se ressemblant beaucoup, nous nous bornons à présenter quelques types, pris à peu près au hasard.

**Observation XII.**

CHLORO-ANÉMIE PRÉTUBERCULEUSE.

E... (G.), *24 ans (malade de la consultation).*

Antécédents héréditaires : Père mort très vraisemblablement de tuberculose.

Réglée à 12 ans 1/2 ; très irrégulièrement depuis 6 mois.

Vient à la consultation le 5 mai 1897.

Facies anémique jaunâtre, peu de souffles jugulaires, perte de forces assez considérables, amaigrissement léger, se serait pesée il y a quelques jours ; ne pèserait que 49 kilogrammes (ce qui, pour sa taille de $1^m,70$, donne une corpulence de $\frac{490}{170} = 2,95$, c'est-à-dire inférieure à la normale).

*Pression artérielle]:* 12 1/2.

La malade peut donc être considérée, *malgré l'absence de tout signe stéthoscopique*, comme suspecte.

En effet, elle revient à la consultation le 2 *juin*.

La recherche de la transonance indique une congestion du sommet droit ; on constate d'ailleurs une légère rudesse de l'inspiration sous la clavicule droite.

*Pression artérielle* : 12. — *Pouls* : 88 debout, 88 assise.

La malade est bien une chloro-anémique tuberculeuse.


### Observation XIII.


(La première partie de l'observation a été recueillie par mon collègue Brodier, la fin est personnelle).

F... (ANTOINETTE), *35 ans, lingère (traitée dans le service du 27 mars au 13 avril 1895, revue depuis à la consultation externe de l'hôpital).*

Antécédents héréditaires : Une sœur morte à 18 ans de tuberculose pulmonaire.

Entrée le 27 mars 1895 avec des signes de chlorose et une métrite légère. On porta le diagnostic de chlorose simple.

Mais : *Pression artérielle* : 12.

Aucun signe pulmonaire suspect à cette époque.

Six mois plus tard, la malade venait à la consultation et M. Potain constatait une légère induration du sommet droit. Malheureusement nous étions à cette époque en Allemagne et ne pûmes voir la malade nous-même. — L'ordonnance porte la mention : P. A. = 10.

En mai 1897, la malade a été revue à la consultation, elle présentait des craquements secs très nets au sommet droit.


### Observation XIV.

CHLOROSE PURE TRÈS PRONONCÉE, AVEC SIGNES STÉTHOSCOPIQUES QUI
NE SONT PAS DUS A LA TUBERCULOSE.


MA... (MARGUERITE), *20 ans, corsetière, Parisienne. Entrée dans le service (salle Piorry, n° 23) le 8 juin 1897.*

Antécédents héréditaires : Nuls au point de vue tuberculose. La mère est une ancienne chlorotique.

Rougeole et scarlatine dans l'enfance.

Réglée à 13 ans, elle l'a toujours été très irrégulièrement.

Dès l'âge de 14 ans : Pâleur (qui a toujours augmenté depuis), dyspnée d'effort, palpitations.

A l'entrée : Décoloration très prononcée des téguments; teinte jaune de la paume des mains.

Souffles jugulaires très intenses, à tonalité haute et à renforcement diastolique.

Pas de troubles dyspeptiques accusés, mais goût excessif pour le vinaigre. Constipation.

*Cœur :* Souffle mésosystolique du bord gauche, en un point où l'examen radioscopique devait nous révéler ultérieurement une dépression locale très prononcée du bord de l'ombre du cœur, dépression exactement synchrone du souffle. — Ce cas fut, entre parenthèses, un des rares cas où la radioscopie nous donna un renseignement que ne nous eussent pas donné les moyens jusqu'ici classiques d'investigation : elle procura une éclatante démonstration du mécanisme de production des *souffles* cardiopulmonaires de M. Potain.

L'examen des poumons révéla une légère élévation de tonalité à la percussion du sommet gauche, aussi bien en avant qu'en arrière; d'ailleurs rien d'anormal à l'auscultation.

La *pression artérielle* était de 16 1/2, c'est-à-dire normale.

Il semblait donc y avoir désaccord entre les résultats de l'exploration du pouls (qui faisait écarter tout soupçon de tuberculose) et ceux de l'examen du sommet gauche. En réalité, ce que l'on constatait au sommet, c'était 'les signes d'une atélectasie de décubitus, due à ce que la malade se couchait toujours sur le côté gauche : toute anomalie disparut quand la malade, sur notre conseil, eut dormit deux nuits de suite sur le côté droit.

D'ailleurs tous les autres signes concordaient à faire écarter tout soupçon de tuberculose :

La malade n'avait maigri à aucun moment, et, en un mois (du 10 juin au 11 juillet) elle a augmenté de 2$^{kg}$,500.

Dès son entrée, son habitus externe était des plus rassurants; son poids étant de 50$^{kg}$,500 et sa taille de 1$^{m}$,49, sa corpulence était de 3,19.

Périmètre thoracique (en expiration) : 78 centimètres, soit supérieur de plus de 3 centimètres à la demi-taille.

La *spirométrie* donnait une capacité respiratoire de 3 litres.

Enfin l'examen du sang indiquait non seulement une diminution du nombre des globules rouges, sans leucocytose, mais encore un abaissement de la valeur globulaire absolument caractéristique d'une chlorose vraie :

Globules rouges : 2.050.000.

Hémoglobine : 3 1/4 (au lieu de 12 1/2 à 15).

Globules blancs : 1 pour 260 globules rouges.

## Observation XV.

CHLOROSE SUSPECTE EN MAI 1896 ; RENTRÉE EN AVRIL 1897 AVEC UNE
TUBERCULOSE QUI ÉVOLUE RAPIDEMENT PAR POUSSÉES SUCCESSIVES. MORT
EN JUIN 1897 AVEC TUBERCULOSE PULMONAIRE, INTESTINALE ET MÉNINGÉE.

PR... (MARIE), *17 ans, fleuriste, originaire de la Creuse,
à Paris depuis l'âge de 10 ans.*

Elle entra dans le service le 13 mai 1896 pour des phénomènes de
chlorose, avec dyspepsie ; elle en ressortit en juillet, sans avoir rien
présenté de suspect au point de vue tuberculeux. Dans la note
recueillie alors par mon collègue Nobécourt, je ne trouve qu'un point
noir : la pression artérielle ne fut jamais trouvée supérieure à 14.

La malade rentra dans le service le 7 avril 1897. Elle toussait, mai-
grissait, transpirait la nuit, le tout depuis un mois seulement. Elle
entrait surtout pour des adénopathies du cou, de l'angle du maxillaire
inférieur des deux côtés et préauriculaire gauche.

D'ailleurs, état de malaise général, perte des forces. Température
(axillaire) dépassant 38°,5 (et souvent 39°) tous les soirs.

*Pression artérielle* : 13 à l'entrée, 12 le lendemain.

Le sommet gauche présentait des signes très nets d'infiltration avec
début de ramollissement.

Nous n'insisterons pas sur les détails de la lamentable histoire de la
malade, qui devait succomber le 18 juin, après avoir présenté le 2 juin
les signes d'un pneumothorax gauche et pendant les trois dernières
semaines une diarrhée incoercible et des phénomènes méningitiques.

Nous ne retiendrons que deux points intéressants :

1° La maladie évolue par poussées aiguës fébriles, et chacune de ces
poussées était en quelque sorte annoncée pendant les 24 à 48 heures
précédentes par une chute de la pression artérielle, qui, de 13, tomba
successivement à 11, 9, 8 1/2, 8 centimètres de mercure.

2° L'infection tuberculeuse s'était annoncée près d'un an à l'avance
(mai 1896) par l'abaissement anormal de la pression artérielle (les
autres signes fonctionnels que nous étudions dans ce travail ne furent
pas alors recherchés), malgré l'absence complète de tout signe stéthoscopique suspect.


## Observation XVI.

B... (EUGÉNIE), *19 ans, bonne à tout faire (malade de la consultation).*

Antécédents héréditaires : Père mort d'une affection pulmonaire
prolongée (probablement tuberculose).

Maladive et tousseuse jusqu'à 7 ans

Réglée à 14 ans, bien réglée, vierge.

Traitée en 1894, dans le service de M. Duguet, pour un embarras gastrique.

10 mars 1897. — Venue à la consultation pour dyspnée-d'effort, œdème malléolaire vespéral. Vertiges au lever, facies anémique jaunâtre, pas d'amaigrissement, souffles jugulaires peu intenses.

Cœur et poumons : Rien d'anormal.

*Pression artérielle* : 12 1/2.

*Pouls* : 80 debout, 80 assise ou couchée.

26 mars. — Tousse depuis quelques jours, diminution des forces.

*Pression artérielle* : 12 1/2 à 13.

*Pouls* : 88 debout, 88 assise.

La dyspnée d'effort a diminué.

*Sommet du poumon gauche en arrière* : Très légère élévation de tonalité, inspiration rude, pas de râles.

Deux mois plus tard, la malade commençait à maigrir et des craquements apparaissaient dans la fosse sus-épineuse gauche.


### Observation XVII.

CHLOROSE PURE, NON TUBERCULEUSE, MAIS AVEC DILATATION DU CŒUR DROIT.


X*** (E.), *26 ans, sans profession (malade de la consultation).*

Antécédents héréditaires : Nuls au point de vue tuberculose.

Réglée à 12 ans, très peu réglée.

Vient à la consultation de la Charité le 5 mai 1897.

Dernières règles le 1er mai.

Pas d'amaigrissement. — Facies chlorotique verdâtre.

Très dyspeptique : somnolences après le repas ; oppression de même. Dilatation considérable du cœur droit, un peu de galop droit.

Souffles jugulaires intenses.

*Poumons* : Absolument rien d'anormal.

*Pression artérielle : 12 1/2 seulement.*

Mais le pouls est très influencé par les changements de position : 80 debout, 88 assise, 96 couchée.

*L'abaissement de la pression artérielle*, qui est le seul signe suspect, s'explique amplement par l'état du cœur. — Tous les autres signes concordent à faire éliminer le diagnostic de tuberculose, et en effet la malade, revue à une consultation ultérieure, ne présente toujours aucun signe de tuberculisation, et sa pression artérielle s'est relevée à mesure que son cœur s'améliorait sous l'influence du traitement antidyspeptique.

## Observation XVIII.

CHLOROSE DYSPLPTIQUE, MAIS SUSPECTE AU POINT DE VUE TUBERCULOSE.

S... (E.), *24 ans, couturière (malade de la consultation).*

Antécédents familiaux : Une sœur, plus jeune, a des adénopathies « strumeuses », particulièrement au pli de l'aine et au cou.

Jamais malade, réglée à 12 ans, bien réglée.

Elle vient consulter pour des troubles dyspeptiques : gastralgies sans caractère bien net ; constipation.

Mais elle a *un peu maigri*; son cœur droit n'est que peu dilaté ; cependant, à la consultation du 5 mai 1897 (où elle vient quelques instants après la précédente), sa *pression artérielle* n'est également que de 12 1/2, et ici nous n'avons pas les mêmes explications que pour la précédente.

D'ailleurs il y a d'autres signes suspects :

*Pouls* : 92 debout, 92 assise ou couchée.

Ce pouls a le caractère « hurried ».

Le facies est plus jaune que vert.

La malade a 1ᵐ,68 de hauteur; or elle ne pèse, paraît-il, que 48 kilogrammes ; si ce renseignement est exact, sa corpulence ne serait que de $\frac{480}{168} = 2,8$, c'est-à-dire inférieure à la normale.

Enfin, bien qu'il n'y ait pas de signes stéthoscopiques nets, il y a une légère différence en défaveur du sommet droit à la recherche de la transonance thoracique.

## Observation XIX.

CHLORO-ANÉMIE PRÉTUBERCULEUSE.

P... (Emma), *18 ans, bonne à tout faire.*

Antécédents héréditaires : Une sœur, 13 ans, tuberculeuse.

Antécédents personnels pathologiques : Nuls.

Réglée à 15 ans.

26 *février* 1894 : Anémie, dyspeptique ; *cœur* : surf. 99 ; *poids* : 47ᵏᵍ,2 ;

*hauteur* : 1$^m$,58 ; *corpulence* : 2,95 ; *périmètre thoracique* : 76-79 (77 1/2).
Aucun signe stéthoscopique.
*2 mars 1894* : *Cœur* : surf. 97,8 ; *poids* : 48$^{kg}$,1.
*Mai 1895* : *Poids* : 46 kilogrammes ; *périmètre thoracique* : 75-77 (76).
Signes nets d'induration du sommet droit.
Pression artérielle : 12 1/2.

## Observation XX.

PRÉTUBERCULOSE CHEZ UNE CHLOROTIQUE VRAIE.

HERB... (CÉLINE), *21 ans, domestique.*

Antécédents héréditaires : Nuls.
Antécédents personnels : Fluxion de poitrine à 13 ans.
Réglée à 13 ans, très irrégulièrement, chlorotique depuis lors.
En 1895 : Métrite curettée dans le service de M. Routier. — Phlébite
à la suite.
Entre dans le service de M. Potain pour une anémie intense avec
nervosisme exagéré.
*Le 15 septembre 1897*, à l'entrée :

Puls. : 92 debout, 92 couchée.<br>P. A. = 10 1/2 (à jeun).

Facies : Pâleur de cire ; souffles jugulaires et mésocardiaques.
Légère élévation de tonalité à la percussion du sommet gauche, mais
ce phénomène disparut après une nuit de décubitus latéral droit : la
malade se couchait d'habitude sur le côté gauche.

*Poids* : 44 kilogrammes ; *hauteur* : 1$^m$,50 ; *corpulence* : $\dfrac{440}{150} = 2,9$ ;
*périmètre thoracique* : 73-75 = 74, soit inférieur à la demi-taille ; spirométrie : 2$^{lit}$,3/4.

Examen du sang :
$\left\{\begin{array}{l} \text{Hémoglobine : 5 (au lieu de 12.5).} \\ \text{Globules rouges : 3 540 000.} \\ \text{Globules blancs : 1 p. 200 globules rouges.} \end{array}\right.$

Bien que l'examen du sang indiquât une *chlorose vraie*, les autres
signes (pression artérielle, pouls, corpulence, périmètre thoracique,
capacité respiratoire) nous firent soupçonner une tuberculose sous-
jacente. Le 27 septembre, la malade quittait le service sans aucun

symptôme nouveau, si ce n'est que le pouls avait perdu son invariabilité : 96 debout, 88 couchée.

.Mais le *27 octobre* elle revenait se faire examiner, et au sommet *droit* (malgré la persistance du décubitus à gauche), M. Potain constatait nettement des signes d'induration.

### Observation XXI.

Be... (Jeanne), *employée, 20 ans.*

Antécédents héréditaires : Nuls.

*État en novembre* 1896 : Anémie, peu de souffles jugulaires.

*Poids* : $46^{kg},3$ ; *hauteur* : $1^m,56$ ; *corpulence* : 2,96 ; *périmètre thoracique* : 78-76 = 77 (moins que la demi-taille) ; spirométrie : $2^{lit},1/2$.

Sang : { Hémoglobine : 7. / Globules rouges : 3 millions. / Globules blancs : 1 p. 250 globules rouges.

*Pouls* : 92 couchée, 92 debout.

Poumons : Rien.

*État en janvier* 1897 : *Poids* : 46 kilogrammes ; *périmètre thoracique* : 76 1/2 ; spirométrie : $2^{lit},1/4$.

*Pouls* : 100 debout, 96 couchée.

Sang : { Hémoglobine : 7. / Globules rouges : 2 700 000. / Globules blancs : 1 p. 200 globules rouges.

Poumons : La recherche de la transonance thoracique fait seule suspecter le sommet droit.

*État en mars* 1897 (soumise depuis 2 mois au traitement arsenical). *Poids* : 47 kilogrammes.

P. A. = 13 à droite, 12 1/2 à gauche.
*Pouls* : 108 debout, 96 couchée.

Signes nets d'induration du sommet droit.

### Observation XXII

W... (Marg.), *22 ans, femme de chambre.*

Antécédents héréditaires : Une sœur morte de tuberculose.
Antécédents personnels : Variole dans l'enfance.

Réglée à 12 ans 1/2 ; irrégulièrement seulement depuis sa défloration à l'âge de 20 ans.

*État le 28 mars 1896* : Anémie, souffles jugulaires faibles. *Poids* : 47$^{kg}$,8 ; *hauteur* : 160 ; *corpulence* = 2,9 ; *périmètre thoracique* : 76-79 = 77 1/2 (moins que demi-taille) ; *spirométrie* : 2$^{lit}$,3/4.

Sang : { Globules rouges, 3,130,000.
{ Globules blancs, 1 p. 180 globules rouges.

*Poumons* : Rien aux sommets, légère congestion pleuropulmonaire de la base droite (côté d'une salpingite douloureuse).

*État en juin 1896 : Poids* : 47 kilos ; *périmétre thoracique* : 76 ; *spirométrie* : 2$^{lit}$,1/4.

Sang : { Globules rouges : 3 millions.
{ Globules blancs : 1 p. 160 globules rouges.

*Poumons* : Légère induration du sommet gauche.

En septembre 1896, les signes d'induration avaient augmenté.

### Observation XXIII.

H... (Bl.), *17 ans, sans profession.*

Antécédents héréditaires : Mère polysarcique, ancienne chlorotique.

Antécédents personnels : Réglée à 14 ans 1/2 ; irrégulièrement depuis six mois ; goitre.

*État le 19 novembre 1896* : Poids : 46 kilos ; hauteur : 1.57 ; corpulence : 2.99 ; périmètre thoracique : 73-77 1/2 = 75 1/4.

Sang { Hémoglobine, 6 1/2 (moitié de la normale).
{ Globules rouges : 2.800.000.
{ Globules blancs : 1 p. 250 globules rouges.

*Puls.* : 80 couchée, 80 debout.

*État le 20 décembre.* — Amaigrissement : poids : 44 kilos ; périmètre thoracique : 72 1/2 à 75.

Sang : { Globules rouges, 2.450.000.
{ Globules blancs, 1 p. 150 globules rouges.

Spirométrie : 2 litres.
*Puls.* : 96 debout, 88 couchée.

*Poumons* : La recherche de la transonance fait suspecter le sommet gauche.

*Fin mars 1897.* — La malade a engraissé sous l'influence du traitement arsenical : *poids,* 46$^{kg}$,1. P. A. = 12 1/2.

Signes nets d'induration au sommet gauche, avec quelques craquements secs en arrière.

### Observation XXIV

B... (Louise), *17 ans, fleuriste.*

Antécédents héréditaires : Père mort de tuberculose à 32 ans, étant alcoolique ; une sœur morte de tuberculose.

Antécédents personnels : Variole et scarlatine à 12 ans ; chorée.

*1$^{er}$ décembre 1896.* — Périmètre thoracique : 71-75 = 73 ; spirométrie : 2$^{lit}$,1/4.

Sang : { Globules rouges : 2.500.000.
{ Globules blancs : 1 p. 120 globules rouges.

*Juin 1897.* — Revue avec des signes d'induration pulmonaire ; P. A. = 13.

### Observation XXV.

CHLOROSE DYSPEPTIQUE, AVEC DILATATION DU CŒUR DROIT ET ABAISSEMENT CONSÉCUTIF DE LA PRESSION ARTÉRIELLE. PAS DE TUBERCULOSE.

(Malade suivie pendant 2 ans.)

T .. (Léonie), 16 *ans, couturière, Parisienne, traitée dans le service de M. Potain en juillet et septembre 1895.*

Antécédents héréditaires : Nuls au point de vue tuberculose. Au point de vue anémie : la mère est une ancienne chlorotique devenue très corpulente ; une sœur aînée a été et est encore anémique. Nous avons eu l'occasion d'examiner cette sœur, qui est une anémique pure.

Rougeole vers 5 ans.

Fièvre « muqueuse » vers 10 ans.

Fluxion de poitrine à gauche à 13 ans.

Réglée à 15 ans, très irrégulièrement dès le début.

Vertiges ; Céphalalgies ; épistaxis.

Souffles jugulaires intenses.

*Pouls* : Grande variabilité dans les changements de position.

*Pression artérielle basse* : 12 centimètres de mercure, mais l'explication en est facile : la malade est très dyspeptique (somnolences et météorisme après les repas) et le cœur droit est très dilaté : la surface de matité est de 102 centimètres carrés (au lieu de 90 à 95), la pointe est très en dehors et l'oreillette droite déborde le sternum de 2 centimètres.

D'ailleurs, sous l'influence de la disparition des phénomènes dyspeptiques, la pression remonta bientôt à 15 1/2, en même temps que le cœur reprenait son volume normal.

D'ailleurs, tout le reste de l'examen de la malade révélait une chlorose pure.

Souffles jugulaires intenses.

Examen du sang (le 9 juillet 1895): { Hémoglobine : 7.<br>{ Globules rouges : 3.300,000.

Intégrité des sommets pulmonaires.

La malade pesant 55 kilogrammes le 9 juillet, avec une taille de 1$^m$,62, sa corpulence était de 3,4, soit supérieure à la moyenne.

Enfin le périmètre thoracique (en expiration) était de 84 centimètres, soit supérieur à la demi-taille.

Capacité respiratoire (au spiromètre) : 3$^{lit}$,1.

La malade fit un second séjour dans le service en septembre ; les phénomènes dyspeptiques avaient reparu, la pression artérielle était à 14 ; mais en quelques jours elle remontait à 16.

Le 13 septembre, l'examen du { Hémoglobine : 9.<br>sang donnait................ { Globules rouges : 4 millions.

La malade pesait 59 kilos.

Nous avons eu l'occasion de revoir la malade deux fois en mai 1897 ; la chlorose était au même point qu'en septembre 1895 ; *aucun signe stéthoscopique*. Le changement d'hygiène de la malade, qui, déflorée depuis un an, vit à la campagne avec un amant riche, a peu modifié sa chlorose ; mais elle pèse actuellement 63 kilogrammes, ce qui lui fait une corpulence considérable (supérieure à 4) ; c'est bien une corpulence d'ancienne chlorotique. Le périmètre thoracique s'est accru : il est de 86 centimètres.

La pression artérielle est à 16 1/2.

En un mot, tout confirme le diagnostic qui avait été porté il y a deux ans : chlorose dyspeptique, sans aucun soupçon de tuberculisation ;

et le seul point douteux du pronostic, à savoir l'abaissement de la pression artérielle, étant uniquement dû, comme dans les observations VIII, IX et XX, à la dilatation cardiaque d'origine gastrique.

Nous répéterons en terminant que l'examen de la pression artérielle ne peut donner de résultats au point de vue du diagnostic précoce de la tuberculose chez les chlorotiques, que si l'observateur a soin de rechercher et d'éliminer tout autre cause de production (*isolée*) de ce phénomène.

# CONCLUSIONS

Il est possible, chez les chloro-anémiques, de diagnostiquer la tuberculose pulmonaire avant l'apparition de tout signe stéthoscopique — et à plus forte raison avant l'apparition du bacille de Koch dans l'expectoration.

Ce diagnostic précoce repose sur l'habitus externe, sur la capacité respiratoire et surtout sur les caractères du pouls et de la pression artérielle.

Doit être considérée comme en voie, ou tout au moins en imminence, de tuberculisation toute chloro-anémique :

1° Dont la *corpulence* (rapport du poids exprimé en hectogrammes, à la hauteur, en centimètres) est inférieure à 3.

2° Dont la *capacité respiratoire* (mesurée au spiromètre) est inférieure à 3 litres pour un sujet de taille moyenne (à 2 litres et demi pour un sujet de petite taille).

3° Dont le *périmètre thoracique* est inférieur à la demitaille.

4° Dont le *pouls* présente exactement la même fréquence, quelle que soit la position (couchée, assise ou debout) du .sujet.

5° Dont la *pression artérielle* radiale est inférieure à 13 centimètres de mercure, sans qu'on puisse trouver une autre explication suffisante de ce phénomène : la principale cause d'erreur réside dans les abaissements de pression coïncidant avec les pertubations cardio-pulmonaires dues à des réflexes d'origine abdominale (en particulier gastro-intestinale) — de même qu'inversement une néphrite ou bien une complication ou une poussée fébrile intercurrentes peuvent déterminer une élévation de pression qui pourra compenser — et au delà — l'abaissement de la pression artérielle dû à l'infection tuberculeuse.

# INDEX BIBLIOGRAPHIQUE


Auclair. — Poisons du bacille tuberculeux humain, 1897.

Ashwell. — Gazette médicale, 1838.

Andral. — Édition des œuvres de Laënnec, 1837, avec notes d'Andral.

Andvord. — Lidtom den latente tuberkulose og om blodtrykkets...
(Tidsskrift for den Norske Laegeforening, 15 janv. 1894).

Bayle — Phtisie pulmonaire, Paris, 1810.

Bernheim. — Indépendance médicale, janvier 1896.

Bouchard. — Semaine médicale, mai 1897.

Boulland. — Limousin médical, juillet 1894.

Congrès de la tuberculose. —'Comptes rendus des différents Congrès.

Conheim. — La tuberculose au point de vue] de la doctrine de
l'infection, Leizig, 1881.

Daga — Recueil de mémoires de médecine militaire, 1866.

Debove — Cours professé à la Faculté.

Debove et Achard. — Manuel de médecine. T. I.

Dieulafoy. Manuel de pathologie interne, 1892.

Dubief. — Article Phtisie chron. du Manuel de médecine. T. I.

Durian et Gleize. — Gazette hebdomadaire, 1856.

Duponchel. — Articles divers de médecine militaire.

Engelsen. — Thèse (Copenhague), 1884.

Faisans. — Maladie des voies respiratoires. Paris, 1893.

Felici. — Rapport de la chlorose avec la tuberculose (Thèse de
Paris, 1888).

Fonoglio. — Oosterreich. med. Jahrbuch, 1882, p. 635.

Grancher. — Maladies de l'appareil respiratoire. Paris, 1890.
— Bulletin Médical, 1892, p. 648 et 10 juillet 1895.
— Journal de clinique et de thérapeutique infantiles, 27 juin et 4 juillet 1895.
Granjux. — Revue de la tuberculose. Juillet 1896.
Gueneau de Mussy. — France médicale, 1875.
— Union médicale, 1876.

Hanot. — Semaine médicale, 9 octobre 1895.
Hayem. — Du sang et de ses altérations anatomiques. Paris, 1889.
Heitler. — Revue de la tuberculose, 15 octobre 1893.
Hénocque. — Congrès de la tuberculose, 1891.
Hérard et Cornil — La phtisie pulmonaire, 1867, p. 564.
Homolle. — Articles sur la sphygmomanométrie dans la Revue de médecine, 1881.
Hutinel. — Congrès de la tuberculose, 1891.

Jaccoud. — Cliniques de la Pitié, 1887-88.

Kelsch. — Rapport à l'Académie de médecine, 31 mars 1896.
Koch. — Berlin. Klin. Wochenschrift, 1882, 1891 et 1892.

Laache. — Die Anämie, 1883.
Laker. — Bestimmungen über die Hœmoglobingehalt des Blutes mittelst des V. Fleischl'schen Hämometers. — *Wiener, Medic. Wochenschrift*, 1886, n⁰ˢ 18, 19, 25 et 28.
Laennec. — Éditions de 1819, 1826, 1837 et 1843.
Landouzy. — Congrès de la tuberculose, 1888.
Lárcher. — Thèse. Juillet 1895 (Transonance thoracique).
Lereboullet. — Recherches cliniques sur l'adénopathie bronchique, Paris, 1874.
Louis. — Recherches sur la phtisie, 1843.
Luzet. — Chlorose. Paris, 1892.

Marfan. — Thèse de Paris, 1887.
Ministère de la guerre. — Circulaires, 13 mars 1876.
Moncorgé. — De la respiration faible physiologique (Lyon Médical, avril 1894).

Netter. — Société méd. des hôpitaux, 1891.
Neubert. — Untersuchungen des Blutes bei der Phtisie pulmonaris (Thèse Dorpat).
Nocard. — Congrès de la tuberculose.

Plicque. — Journal des praticiens, nov. 1895.
— Revue de la tuberculose, 1897.
— Presse médicale, 1896.

Potain. — Archives de physiologie, 1889-90.
— Congrès de l'Ass. Franç. pour l'avancement des sciences (Blois, 1884).
— Nombreuses leçons de clinique médicale, inédites.
— Union médicale, 12 mai 1894.
Queyrat. — Soc. médicale des hôpitaux, 16 Juillet 1897.
Quinquaud. — Congrès de l'Ass. Franç. pour l'avancement des sciences, 1889.
Scholkoff. — Thèse Berne, 1892.
Sträuer. — Systematische Blutuntersuchungen... etc. (Zeitschr. für klinische Medic., Berlin, 1894, p. 295-313).
Straus. — Tuberculose et son bacille, 1895.
Straus et Teissier. — Congrès de la tuberculose, 1893.

Trousseau. — Gazette médicale, 1853. Clinique de l'Hôtel-Dieu, III.
Trasbot. — Congrès de la tuberculose, 1893.

Verneuil. — Congrès de la tuberculose, 1893.

Wells (de Chicago). — Detroit Meeting of the Mississipi-Valley Medical Association (sept. 1895).

# TABLE DES MATIÈRES



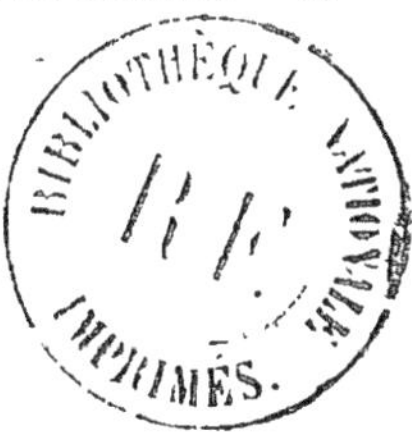

9638-97. — CORBEIL. Imprimerie Éd. CRÉTÉ.

www.ingramcontent.com/pod-product-compliance
Ingram Content Group UK Ltd.
Pitfield, Milton Keynes, MK11 3LW, UK
UKHW022259120726
13694UKWH00003B/1134